「思いこみ」という毒が出る本

不安や怒りが消える処方箋

蓮村 誠
医学博士

さくら舎

はじめに――不安や怒りで人生を台無しにしないために

けっこう頑張っているのに、なぜ自分の人生はうまくいかないのだろう?

そんなときに、他人のせいにする人もいますが、自分に原因があるのではないか、と考える人もたくさんいます。しかし、問題が生じた原因を分析し、ふたたびそうならないように自分を変えようとする試みは、不思議とうまくいきません。

ほとんどの人は実生活の中で、何度も似たような問題に遭遇します。そのたびに反省し、改めようと努力し、そしてまた似たようなことが生じる、という人生を繰り返しています。しかし、だからといって人のせいにすると、問題を引き受けていないために被害者になり、あとでつらくなってしまいます。

また、自分のせいだから仕方がないとあきらめ、問題を放置する人もいます。しかし、それではこころとからだが苦しくなるばかりで、問題をますます大きくしてしまいます。

つまり、ほとんどの人は、何か問題が生じるという経験を繰り返すうちに、最終的にはそれを引き受け、自分に問題があるのではないか、と思うようになっていくのですが、いま述べたように、その原因を自分に見つけようとして分析しても、何も変わらないことが大半なので、じゃあどうすればいいのかと不安と怒りで苦しんでいるのです。

本書は、日常生活のなかで、そんな苦しみをもっている人のためのものです。タイトルにもあるように、本書は「思いこみ」という毒をなくしていくための本です。じっさい、自分がもっている原因とは、まさに「思いこみ」に他ならないのですが、しかし、本書の内容は、自分がどのような思いこみをもっているかを分析するためのものではありません。

私たちがもっている思いこみの数は、一〇〇や二〇〇ではなく、おそらくそれは数万にものぼりますから、そんなものを一つ一つ分析し、変えようとする試みはほとんど意味がなく、大切な人生の時間を無駄に過ごしてしまうだけなのです。

本書で提案している思いこみを手放す方法は、とてもシンプルです。

まず、思いこみの正体について解説します。なぜ、思いこみをもってしまうのか、というその根本的な原因を明らかにします。おそらく、多くの人はそれがわかるだけで、いくらかこころが楽になるでしょう。そして、後半では具体的に、その根本的な原因を取り去るための方法を提示します。

本書で紹介している具体的な方法の数々は、どれもみな簡単なものばかりです。実践的ですぐに日常で取り入れることができるはずです。さらに、それらはいずれもこころやからだが楽になっていくものばかりですから、続けることが困難ではなく、むしろやればやるほど、自分が快適になっていき、より積極的におこなうようになっていくはずです。

結論的なことをいえば、思いこみというものは、人生においてまったく必要ありません。ですから、なくなっていくことはとても自然なことなのです。

人生において、思いこみが増えていくとしたら、それはおそらくたくさんの苦しみをかかえていくことになるでしょう。そして反対に、その思いこみが消えてなくなっていくとしたら、それはその人にとってうれしいことであり、幸福なことなのです。

本書の内容は、アーユルヴェーダというインドの伝承医学の知識に基づいています。それはたんに病気を治《なお》すだけの医学ではなく、生命が幸福に生きるための知恵といってもいいでしょう。

読み進めていくうちに、アーユルヴェーダの古くて新しい視点に驚かれると思います。そしてきっと、たくさんの気づきと納得があると思います。ぜひ、本書を楽しんでください。そして、紹介されている具体的な内容を実践し、思いこみという苦しみから解放され、幸福の拡大を体験してください。

蓮村《はすむら》 誠《まこと》

◆もくじ

第4章　本来の自分をとり戻す

第5章 日々できることを一つでもやると人生が好転する

「思いこみ」という毒が出る本

――不安や怒りが消える処方箋

第1章

怖い「思いこみの自分」

1 自分は決められない人間と思っているひとへ

くよくよしていつまでも決められない。悩んだあげくにやめてしまう。結局、決められずに2つとも買ってしまった。そんなことってありますよね。

そして、決められなかった自分はダメなんじゃないか？　とまた悩んだり、先々のことを決められずに長い時間悩み、とても疲れてしまうひともいます。

「ああ、わたしって、どうして決められないんだろう。もっときちんと決められる人間になりたい」と思っているひとはたくさんいます。

でも、じつは人間って、**決められないことよりも、決めていることのほうがずっと多くて、そのことのほうが問題になっているってご存じでしたか？**

あなたは朝、まず目を覚ますことを決めています。次に起きあがることを決めています。そして、トイレにいき、排泄《はいせつ》することを決め、そのあとにキッチンにいくことを決め、やかんに水をそそぐことを決め、やかんが一杯になったら水を止めることを決め、やかんをガスレンジの上にのせることを決め、火をつけることを決め……とまあ、こんな感じです。

もちろん、あなた自身は、目が覚めることを決めている、という自覚はないし、ガスレンジ台にやかんをのせて火にかけるなんて当たり前だと思うでしょう。

でも、それらはすべてあなたがそう決めているから、そうなっているのです。


こんなふうに考えると、日常のほとんどのことを、あなたはちゃんと決めていて、決められないことなんかほんのすこししかないとわかります。

もっと細かくいえば、あなたが朝、ベッドの右側から降りるのか、左側から降りるのかとか、シャツの袖《そで》に右腕からとおすのか、左腕からとおすのかだって、あなたは決めているのです。

ですから、あなたはけっして決められないひとではなく、むしろ、決めまくっているひとなのです。

ただ、こうして細かく決めていることを意識していないだけなのです。

人間には、こんなふうに、自動的になんでも決めていく機能がそなわっています。

それを、アーユルヴェーダでは「**理知**」といいます。

アーユルヴェーダはインドの伝承医学で、「生命の科学」という意味ですが、**いのちを完**

成させる人生を送るための知識の集大成ともいえます。さまざまな個性・体質をもったひとびとが、それぞれ何をこころがけ、どのように生活すればもっともいのちが輝き、幸せになれるかという学問なのです。

そこでは理知とは、「なんでも決定する能力」と定義されています。

どんなひとにも理知があり、その理知が、今日のお昼におそばを食べることや、食後にコーヒーを飲むこと、そして帰りに本屋によって、気になる本をチェックすることなどを決めているのです。

理知ということば、これからちょいちょい出てくることばなのでなれてください。

2 決めたばかりのことをすぐ変えたくなる理由

そんなことをいっても、やはり決められないことはたくさんあるし、じっさいそれで困ることがたくさんある。そんなふうにあなたは思っているかもしれません。

たしかにそうですね。

じつは、理知にも調子がいいときと、わるいときがあります。

調子がいいときは、あまり悩まないでいろんなことをサクサクと決められます。でも、調子がわるいと、日常のいつものことでさえ、決められないことがあります。

どんなときに、理知の調子がよくて、どんなときにわるいのでしょう。

たとえば、よく眠り、朝気持ちよく目覚めたときは体調もよく、そんな日は、昼食で悩むことなんてありませんね。すっきりとお腹もすいているし、自分が何を食べたいかがはっきりとわかります。でも、寝不足がつづき、体調がわるく、さらに胃がむかむかしているときは、昼になっても食欲があまりありませんから、いつものように何を食べたいのかがはっきりと決められません。そして、とりあえず、もりそばでいいや、みたいにあまり気持ちよく決められなかったりします。

こんなふうに、理知のはたらきは、体調に左右されています。

そして、ひとの体調は、いつも同じではありません。

つまり、**あなたの理知のはたらきは、その変化する体調の影響を受けて、よくなったり、わるくなったりするので、一定ではない**のです。

ちょっと前に決めたばかりのことを変えたくなることってありますよね。

それも、そうです。理知のはたらきがゆらいでいるのです。

店で見たときはすごくいいな、と思って買ったスーツを、家に帰って見たら、なんでこんなの買ったんだろう？　と思うことがあります。

買うときは理知が「いる」と決めたのに、家に帰って見たら「いらない」と決めたのです。


理知が一日に決めている数がどのくらいあるか想像がつきますか？

数千、数万の単位ではないんです。たぶん、数えたひとがいないので、正確なことはわかりませんが、数百万とか数千万とかになると思います。もしかしたら、もっと多いかもしれません。


理知のはたらきについて、もうすこしくわしく説明します。

昼食に何を食べるか、どっちの服を買うか、どのＤＶＤを借りるか、といった、とても具体的な内容の決定がまずあります。

それから、日常の活動で意識せずにおこなっているたくさんの選択。たとえば靴は左足からはく、昼の定食は味噌汁から飲む、などなど。

そして、**あなたが感じている五感のすべて、あなたが感じている感情のすべてを理知は決めています。**手にもつ味噌汁椀《わん》の温《あたた》かさや重さ、味噌汁を飲んだときに舌に感じる塩味、そしてそれをおいしいと感じるあなたのこころ。これらはすべて、理知のはたらきによるものなのです。

感じるこころと理知のはたらきについて、もうすこし説明します。

目の前に三毛《みけ》の子猫がミャーミャーと鳴きながらあなたを見上げています。

あなたは、その姿を見て、世の中にこれ以上かわいいものはない、と思います。あなたにとって、三毛の子猫はそれほどかわいいのです。

しかし、もしかすると、犬好きのひとから見れば、それほどかわいくはないかもしれず、さらにいえば、猫がきらいなひとには、まったく興味がわかない存在かもしれません。

同じものを見ていますが、各人のこころの感じ方は異なります。

この感じ方の違いは、それぞれの理知のはたらきが違うために生じます。

あるひとは、子猫をとてもかわいいと感じ、あるひとはそうでもないと感じる。この感じ方を理知は決めているのです。

3　ヨーグルト健康法がからだに合うひとは一握り

こんなふうに、理知のはたらきは、そうとう多岐《たき》にわたっていて、いまこれをどうする、という決断のときだけではなくて、日常生活における習慣的な動作や、五感のはたらきまで決めています。

ですから、この理知のはたらきが安定しないと、たいへんなことになってしまいます。

もし、理知のはたらきがあまりにも不安定だと、おいしいと評判の有名なケーキを、まったくおいしいと感じることができないかもしれないし、かわいいと思って飼《か》いはじめたペットがいやになり、飼うことが苦痛になってしまうかもしれません。

もっと極端にいえば、痛いはずのものを痛いと感じずに気持ちよいと感じたり、不潔なものをきれいと感じたり、雑音を快適だと感じてしまい、そうした間違った感覚のまま生活をしつづけていると、いつしか病気になってしまうかもしれません。

理知のはたらきは、あなたのこころの状態を決め、感覚を決め、行動を決めています。

つまり理知は、あなたが、あなたであるための、すべての条件や内容を決めているのです。

ですから、**理知が正しく、安定してはたらいていないと、とても困ったことになる**のです。

理知が正しく、安定してはたらいていない状態。つまり、理知が間違ってはたらいている状態のことを、アーユルヴェーダでは「**理知の誤り**」といいます。

たとえば、とても代表的なものが「**ありのままを見ない**」というもの。それは「**思いこ**

み」といいかえることもできます。

わたしたちは、日常で、かなりありのままを見ずに、思いこみをしています。

たとえば、ひとにはそれぞれの「体質」というものがあり、ひとりひとりに合った適正な体重や、食事の内容や量、そして活動の質や速さなどがあるのですが（詳細は後述）、多くのひとが、自分に合っていない食事を、からだによいと思って食べていたり、必要以上にダイエットしてやせる努力をしています。

こうした、**自分に合っていない食事をしたり、ダイエットで不適正にやせたりするのも、理知の誤りによるもの**です。

具体的な話をしましょう。

世の中にはたくさんの健康法があります。

たとえばヨーグルトは健康によく、お通じに効《き》くといわれています。

この健康法を、自分の便秘によいと思い、長年食べつづけている方はたくさんいらっしゃると思いますが、**ほんとうにヨーグルト健康法がからだに合っているひとは、おそらく１割もいないはず**です。

じっさい、ヨーグルトを毎日食べているが、それほど便秘が解消されたわけではなく、からだによいといわれているからつづけている、というひとが大半だと思います。

1週間、2週間とヨーグルトを食べつづけ、それでも便秘が解消されず、むしろ出にくくなっているなら、「あれ？　ヨーグルト健康法は自分には合っていないのかな？」と考え、一度そこでやめる、という判断をしてもいいのですが、ヨーグルトはとにかく腸にいい、という思いこみがあるため、そう考えることもなく、つづけてしまっているのです。

ちなみに、からだに合っていないひとがヨーグルト健康法をつづけるとどうなるかというと、冷え性になるか、冷え性が悪化します。そしてからだが重く、だるくなり、元気がなくなってしまいます。

もし、長年にわたり、そうした症状をかかえながら、それでも食べつづけていると、関節の病気、たとえば、慢性関節リウマチになってしまう可能性もあります。ありのままを見ない、思いこみのせいで、そんなにまで具合がわるくなってしまうこともあるのです。

4　疲れているときに辛いものをほしがるひと

ちょっと怖い話になってしまいましたが、知らないということは、とても恐ろしいですから、お伝えしました。

さて、理知の誤りについて、もうすこし説明しましょう。

たとえば、先のヨーグルト健康法をあなたが実践していたとしましょう。あなたは、健康によいと思って毎朝食べているのですが、ある日、じつはヨーグルトがからだに合っていないひともいる、という情報を仕入れます。そのとき、あなたは、たしかに自分は、食べているからといって、便秘が改善したわけでもないし、とりたてて体調がよくなったわけでもない。第一、ヨーグルトは好きではないので、この際、ヨーグルト健康法はやめよう、と決めたとします。

つまり、あなたの理知は、知らなかったばかりに誤っていましたが、正しい知識によって、それを正しい方向へ修正し、正しい決定をすることができました。

アーユルヴェーダでは、こういった段階の理知の誤りのことを、「誤った理解」とよびます。

しかしなかには、ヨーグルト健康法が合わないひとがいると知り、さらに便秘が解消されているわけでもないのに、朝食べることが完全に習慣になっていて、食べないと落ちつかない、というひともいるでしょう。

つまり、正しい知識をもっても、理知が誤りを訂正することができず、誤りつづけてしまう段階です。

アーユルヴェーダでは、この段階の理知の誤りを、「自制《じせい》の欠如《けつじょ》」とよんでいます。自制の欠如になると、自分ではそれがよくないことだとわかっています。しかし、なかなかそれをやめることができません。たとえば、飲酒や喫煙などでそうなっているひとが多いですね。

そして、正しい知識を聞いても、それが正しい知識である、ということさえ、受け入れることができない段階というのがあります。

大酒飲みの方で、もうすでにアルコール依存症になってしまっているような場合が、それに相当します。アルコールがからだによくない、という知識は、そのひとに届きません。

アーユルヴェーダでは、そうした理知の誤りの段階を、「記憶の障害」とよび、遺伝子レベルでの問題を引き起こすといっています。

記憶の障害の「記憶」とは、西洋医学的にいえば、遺伝子（DNA）のことです。つまり、わたしたち生命にとって、太古から伝わる膨大《ぼうだい》な情報であり、自然の秩序であり、そして生命の記憶そのものです。

わたしたちが、生命に対して正しい知識や情報を知らされたとき、その正しさを理解することができないとしたら、それは遺伝子のレベルにおいて、理知のはたらきに障害が生じており、それゆえ、生命にとって重大な損失となる病気にさえなる可能性がある、とアーユルヴェーダでは述べています。

裏を返せば、本来のわたしたちは、遺伝子レベルの記憶を、日常でつねに意識し、体験することができる、ということです。

たとえば、わたしたちは疲れたときに、甘いものをほしいと感じます。そして、甘いものを食べたときに、おいしいと感じます。

疲れているときに、甘いものがほしいと感じるのも、甘いものをおいしいと感じるのも、どちらも理知のはたらきによるものです。

そして、そのはたらきは、生命が自身を維持するために、もっとも必要な糖質を求めている、ということであり、正しい理知のはたらきです。

また、疲れているときに、塩味をおいしい、と感じることもあります。これも、塩分という生命の維持に不可欠な要素を求め、それをおいしいと感じる決定をしている理知のはたらきは、正しいはたらきなのです。

ところが、とても疲れているときに、辛《から》いものをほしがるひとがいます。

こういうひとは、普段から忙しく、やや気持ちが興奮しており、からだがとても疲れていることを自覚できていません。

そして、その興奮をさらに煽《あお》るように、激辛のカレーを食べ、気分が高揚《こうよう》し、からだは代《たい》謝《しゃ》が上がり、汗をたくさんかき、結果的に疲労が増してしまいます。

本来であれば、理知は疲れているからだに対し、辛いものはNOという決定をするべきなのですが、誤った決定をしています。

疲れているときに、からだ、いいかえれば、生命の記憶のレベルが求めているのは、甘いものや塩分であり、代謝を高め、さらに疲れさせる辛いものではないのです。

5 自分の体質は3つのエネルギーでできている

では、なぜ理知は誤ってしまうのでしょう。

疲れているときに「甘いものがほしい」とならず、「辛いものがほしい」という間違った決定をしてしまうのは、なぜなのでしょうか?

その不思議を解く鍵《かぎ》は、ひとの体質をつくる3つのエネルギーにあります。

アーユルヴェーダでは、その3つのエネルギーのことを「ドーシャ」といいます。

ドーシャとは、「乱れるもの」という意味です。体質をつくる要素が「乱れるもの」だなんて、おかしい気がしますが、その不思議もだんだんと明らかにしていきます。

ドーシャの1つめは「ヴァータ」です。

ヴァータは、「風」を連想させるエネルギーで、「軽い」「動く」「乾燥」「冷たい」「粗《あら》い」などの質をもっています。そして、ヴァータは、思考や感情の動き、心臓の鼓動《こどう》、血液の流れ、尿《にょう》や便の排泄、関節の曲げ伸ばし、呼吸などの、こころやからだのあらゆる「動き」をつくりだしています。

ドーシャの2つめは「ピッタ」です。

ピッタは、「火」を連想させるエネルギーで、「熱い」「鋭い」「流れる」「辛い」「少し油っぽい」などの質をもっています。そして、ピッタは、分析をする知力、熱意、勇気、体温、消化、代謝などの、こころやからだのすべての「熱」に関係しています。

ドーシャの3つめは「カパ」です。

カパは、「水」を連想させるエネルギーで、「重い」「冷たい」「油っぽい」「安定している」「なめらか」などの質をもっています。そして、カパは、安心、穏《おだ》やかさ、愛情、関節や腰の強さ、体力、持久力、精力などの、こころやからだのあらゆる「強さ」に関係しています。

ひとには、それぞれ個性があって、もともと背が高く、骨がしっかりとしており、胃腸が強く、髪は量が多く、皮膚は白く、性格は穏やかで、めったに怒ることはないなどの肉体的、精神的な特徴があります。

そして、こうした個性は、遺伝子のレベルではじめから決まっており、アーユルヴェーダではそれを「体質」ということばで表現しています。

いま、ここで説明した3つのエネルギーであるドーシャは、それぞれが違う質をもち、独立して存在していますが、すべてのひとが3つとももっており、その比率がひとによって異なっているのです。

たとえば、あるひとは、ヴァータが5、ピッタが3、カパが1であり、またあるひとは、ヴァータが2、ピッタが4、カパが5というように、その比率はさまざまです。

ひとはそれぞれ質の違う3つのエネルギーを異なる比率でもちます。それがこころとからだの特徴としてあらわれ、それを「体質」とよんでいるのです。

アーユルヴェーダでは、その体質のことを「プラクリティ」ということばで表現します。これは、「自然」という意味です。

体質（プラクリティ）は、全部で7通りにわけることができます。

①ヴァータの比率が非常に高い「ヴァータ型」
②ピッタの比率が非常に高い「ピッタ型」
③カパの比率が非常に高い「カパ型」

この3つは、どれか1つのドーシャが非常に高い、単一ドーシャ型とよばれます。

④ヴァータとピッタの比率が高く、カパが低い「ヴァータ・ピッタ型」
⑤ピッタとカパの比率が高く、ヴァータが低い「ピッタ・カパ型」
⑥ヴァータとカパの比率が高く、ピッタが低い「ヴァータ・カパ型」

この3つは、2つのドーシャが高い、2ドーシャ型とよばれます。

⑦ヴァータとピッタとカパの比率が同じくらいの「ヴァータ・ピッタ・カパ型」

これは、別名「トリ・ドーシャ型」ともよばれ、3ドーシャ型のことです。

すべてのひとは、①〜⑦のいずれかに属しています（206ページに「プラクリティ・チェックリスト」があります）。

本来の体質と
乱れたバランス
（色の濃い部分）

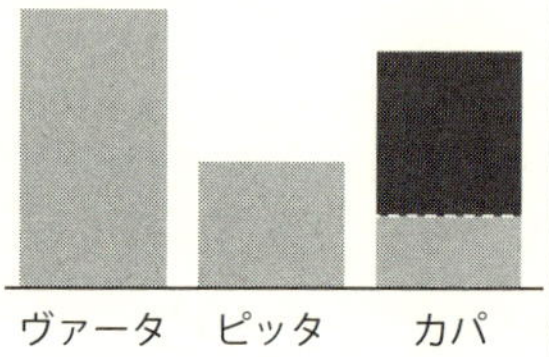

体質に優劣はなく、そのひとにとって、自分の体質はいちばん大切なドーシャの比率であり、バランスです。

しかし、そのバランスがさまざまな原因によって乱れ、たとえば、ヴァータ型（ヴァータが8、ピッタが3、カパが2）のひとが、いつのまにか、ヴァータ・カパ型（ヴァータが8、ピッタが3、カパが7）になってしまい、その変化が理知のはたらきに影響してしまうのです。

6 こころとからだのバランスが乱れるのは

もうすこしドーシャのバランスについて説明しましょう。

ドーシャの生まれもったバランス、すなわち比率は、そのひとの体質を決定します。また同時に、ドーシャは、現在のそのひとの生理機能や構造的な状態をつくる要素でもあり、両者が一致していない場合、それをドーシャバランスの「乱れ」と表現します。

先の例でいえば、体質がヴァータ型であるにもかかわらず、いまのそのひとのこころやからだの状態が、ヴァータ・カパ型のようであれば、ドーシャのバランスが乱れている、とよぶのです。

アーユルヴェーダでは、このような乱れたドーシャのバランスのことを、不自然という意味をもつ「ヴィクリティ」ということばで表現しています（２１０ページに「ヴィクリティ・チェックリスト」があります）。

ドーシャは、「いまのこころとからだの状態」が「体質（プラクリティ）」と一致しているときに、本来の整ったはたらきをしますが、「乱れ（ヴィクリティ）」てしまうと、そのはたらきも乱れてしまいます。

◇ヴァータが整っているときのはたらき

明るさ、快活さ、やる気、呼吸、血液の循環《じゅんかん》、排泄、成長、自律神経機能、五感機能など

◆ヴァータが乱れているとき

整っているときのはたらきが不安定で弱くなる、からだの痛み、自律神経機能がバランスを失う、五感のはたらきが一定しないなどが生じ、たとえば、不安感、心配性、疲労感、頭痛、首や肩のこり、便秘、不眠、冷え性などの症状が出現し、乱れの程度が強いと、関節の

変形、からだの麻痺《まひ》などの病気になる

◇ピッタが整っているときのはたらき

勇気、情熱、記憶、願望をもつ、満足感、消化、代謝、視力、皮膚や目の輝き、体温など

◆ピッタが乱れているとき

整っているときのはたらきが激しくなる、炎症をおこすなどが生じ、批判的、攻撃的、不満足感、虚無感、体臭などの症状が出現し、乱れの程度が強いと、胃炎、胃潰瘍《いかいよう》、肝炎などの病気になる

◇カパが整っているときのはたらき

穏やかさ、寛容、自制、忍耐、体力、持久力、精力など

◆カパが乱れているとき

整っているときのはたらきが鈍《にぶ》くなり、粘液にかんする問題などが生じ、やる気が起こらない、だるい、日中眠い、内向的な思考、暗い気持ち、仮眠傾向などの症状が出現し、乱れの程度が強いと、慢性副鼻腔炎《ふくびくうえん》、気管支喘息《ぜんそく》、糖尿病《とうにょうびょう》、痛風などの病気になる

このように、ひとは、ドーシャのバランスが整っているときが健康で、バランスが乱れると病気になります。

ここでふたたび、理知とドーシャとの関係についてみてみます。

ドーシャのバランスが整っているときは、理知も正しくはたらき、間違いません。一方、乱れていると、理知のはたらきは乱れ、間違ってしまいます。

ここまでは、いままで述べてきたとおりです。

もう一歩ふみこんで、両者の関係について、理解を深めてみましょう。

じつは、理知のはたらきが正しいときは、ドーシャのバランスが整い、そして、反対に、理知のはたらきが間違っていると、ドーシャのバランスが乱れてしまうのです。

7　こころは３つの要素から、からだは５つの元素から

理知のはたらきと、ドーシャという体質を決める３つのバランスには、どのような関係があるのでしょうか。

ひとには、こころとからだがありますね。

こころはひとの内面をあらわす生命の主観的な部分で、からだは外から見たり触れたりすることができる客観的な部分です。

この、主観的なこころと、客観的なからだは、つねに関係しあっています。

悲しいことやつらいことがあると、体調がくずれ、食欲が落ちてしまい（こころ↓からだ）、反対に、歯の痛みがつづけば、気分も重くなり、やる気が出なくなってしまいます（からだ↓こころ）。

アクション映画を観てこころが興奮すれば、からだでは交感神経のはたらきが優位となり、心拍数が上がり、血流量が増大します。反対に、気温が低い場所に長時間いて体温や基礎代謝が下がると、こころのはたらきも低下し、思考や感受性が鈍ります。

このように、こころとからだはたしかに別物ですが、つねに関係しあっており、両者を切り離すことはできません。

こうした両者の関係性の裏にあるもの。それが理知とドーシャです。

アーユルヴェーダでは、ひとのこころは3つの要素から、からだは5つの元素からできている、といわれています。

■こころの３つの要素

①自我（アハンカーラ）

②理知（ブッディ）

③心（マナス）※本書では、広義の意味をもつ「こころ」と、その要素の一つである狭義の「心」とを区別して表記します。

■からだの５つの元素

①空（アカーシャ）

②風（ヴァーユ）

③火（アグニ）

④水（アーパ）

⑤土（プリティヴィ）

自我とは、「わたし」という感じのことです。人生の主体、主人公となるべきもので、自分という感覚をもたらしている、こころの要素です。

理知は、これまで述べてきましたとおり「決定する能力」です。

心は、「感情を抱いたり、比較したり、判断したりする能力」のことです。

たとえば、あなたの目の前に、おいしそうなメロンがあるとします。

そのメロンの存在に気がついているのが「自我」で、これは大好きなメロンだから食べたいなと思っているのが「心」で、食べよう！ と決定するのが「理知」です。


心は、つねに自我が求めている対象をあたえることを役割としています。そして、その対象が適切なのか、不適切なのかを決めているのが理知です。

自我が求めている対象とは、喜びであり満足です。そして、自我が求めている喜びを、心はどこから、どうやってもってくるのかといえば、それがからだの役割です。

5つの元素は、5つの感覚（聴覚、触覚、視覚、味覚、嗅覚）となって外界から情報を取り入れ、さらに5つの行動器官（手、足、口、排泄器官、生殖器官）となって、外界にはたらきかけているのです。

目の前にあるおいしそうなメロンを目がとらえます。その情報が視覚をとおして心に届けられると、食べたいという感情が生じ、理知が食べると決定すれば、手が動きメロンを食べることで、味覚から心にその味が伝わり、自我が満足するのです。

このとき、ドーシャは、5つの元素が3つに集約したものとして機能しています。

■5つの元素と3つのドーシャの関係

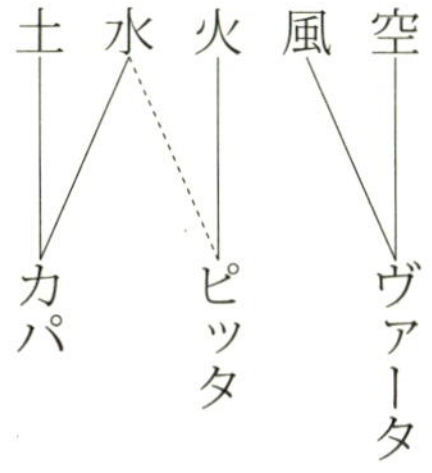

ヴァータは「空」と「風」が合わさったもの。ピッタは「火」と「水」の一部が合わさったもの。そして、カパは「水」と「土」が合わさったものです。

そして、ドーシャ（ヴァータ、ピッタ、カパ）は、自我に喜びや満足の対象をあたえるために、理知のはたらきとともに、からだの機能（5つの感覚器官と5つの行動器官のはたらき）をつかさどっているのですから、つねに両者は相互に関係しており、どちらか一方が乱れれば、もう一方も乱れてしまうのです。

8 からだにいいことはこころに不満、こころにいいことはからだに負担

では、理知のはたらきとドーシャのバランスは、どちらが先に乱れてしまうのでしょう?

答えは簡単です。理知のはたらきです。

理知はなんでも決定する能力です。

目の前にあるものをメロンだと決定し、食べようと決めるのも、手を動かし、口に運び、さらに舌で感じた味を決めることさえも、すべて理知のはたらきによるものです。

もし、理知のはたらきに間違いがあり、たとえば、もう食事をすませ、お腹がいっぱいなのに、メロンを食べてしまえば、こころは満足するかもしれませんが、からだにとっては食べすぎてしまうことになり、その結果、カパという重い質をもつドーシャが乱れてしまうかもしれません。


このように理知のはたらきの間違いは、いつでも矛盾《むじゅん》を生んでしまいます。というより、**理知のはたらきそのものが、いつでも矛盾をはらんでいるのです。**

メロンを見て、こころが食べたいと思い、それを食べると決定したのは理知です。しかし、食べてしまうとからだに負担がかかります（カパの乱れ）。

しかし、もうお腹がいっぱいだからメロンを食べるのはやめよう、と決定したら、メロンを食べることによる満足や喜びは自我に届かず、不満を残してしまいます。

前者はからだによくないし、後者はこころによくありません。

これが、理知のはたらきは、いつでも矛盾をはらんでいる、という意味です。

もうすこし例をあげましょう。

あなたは、明日の朝、いつもよりもかなり早く起きて仕事にいかなくてはならないため、できるだけ早寝をしようとしています。しかし、そんなときに限って、テレビでとてもおもしろそうなドキュメンタリー番組が放送されます。

頭（こころ）では、寝たほうがからだによいとわかっているし、番組は録画すれば、あとで観ることができることもわかっています。

さて、あなたなら、どうするでしょう。番組が気になりながらも、早寝をするでしょうか。そのときあなたは穏やかでいられるでしょうか？　もしかすると、番組が気になってなかなか寝つけないかもしれません。これではこころがストレスを感じてしまいます。

あるいは、気になるくらいなら番組を観ようと、遅くまで起きているでしょうか？　しかし、そうするとあなたは寝不足になるので、翌日からだがきついかもしれません。

理知が、こころの願望をかなえる決定をすれば、からだに負担をかけ、からだによい決定をすれば、こころに不満を残してしまうのです。


こうした例は、他にいくらでもあります。

こころとからだのことではなくて、人間関係においても、矛盾はつきものです。

前にも述べましたが、ひとには生まれもったドーシャのバランスとしての、体質（プラクリティ）があります。

風を連想させる「ヴァータ」というエネルギーを強くもつ体質の方（ヴァータ型）と、水を連想させる「カパ」というエネルギーを強くもつ体質の方（カパ型）では、見た目も、行動も、性格も、まるで正反対のように違います。

もし、この2人が一緒に仕事をすると、ヴァータ型のひとはとても迅速《じんそく》に動き、物事の変化に柔軟に対応しますが、カパ型の人はゆっくりと行動し、あまり変化を好まず一定のやり方で進めようとします。

また、ヴァータ型のひとは、飽《あ》きっぽいところがあり、最後までにやらずに途中でやめてしまうことが多いですが、カパ型のひとは、体力があり、一度はじめるとゆっくりですがずっとやりつづけます。

こうした２人の違いは、摩擦《まさつ》の原因になることがあります。

ヴァータ型のひとの理知は、問題があったときに、新しいことへのチャレンジを優先する決定をするのに対し、カパ型のひとの理知は、これまでのことを継続することで、その問題を解決しようとするでしょう。

そして、その違いが原因で、仕事に支障《ししょう》をきたしてしまうかもしれません。

このように、自分自身においても（こころとからだ）、自分と他人との関係性においても、理知は矛盾をもってしまいます。

こうした矛盾が、ドーシャのバランスを乱す原因にもなるのです。

9　おとなになるにつれ本来の体質が乱れるのは

さて、ドーシャのバランスの乱れについて、もうすこしくわしく説明しましょう。

３つあるドーシャは、それぞれ異なる質をもち、独立しています。

ヴァータは軽くて、動くエネルギーであり、ピッタは熱くて、鋭いエネルギーであり、そしてカパは重くて、安定したエネルギーです。

ひとによって、この3つの特有の比率が違い、繰り返しますが、それを「体質」（プラクリティ）とよびます。

たとえば、ヴァータ型のひとは、ヴァータの軽くて、動くエネルギーが、熱くて鋭いピッタよりも、あるいは重くて安定したカパよりも強いために、体重が軽く、活動が活発で、変化を好み、持続力があまりない傾向があります。

しかし、こうした心身の傾向は、ヴァータ型のひとの本来の姿であり、そのひとにとっては、とても自然な状態です。

つまり、ヴァータ型のひとが、ピッタ型のひとのように、鋭い分析力をもとうとして努力をしたり、カパ型のひとのように一定のペースで安定して仕事をするように努めることは、快適なことでも、自然なことでもなく、本来の自分の体質という観点からは間違っているということです。

しかし、ひとは思いこみ（理知の誤りの一つ）をもち、あるがままの姿を見ずに、社会で求められる何者かになろうとして、自分をゆがめてしまいがちです。

その代表ともいえるものが、親のもつ思いこみによる、こどもへの間違った教育です。

ヴァータ型の親は、活発に動くこと、変化することが、自分に合っていますから、そうであることが正しく、ゆっくりと動くことや、一定であり、変化しないことは、間違っているという思いこみをもつかもしれません。

この場合、こどもが同じヴァータ型であればいいですが、もしカパ型であれば、親から見たそのこどもは、いつもゆっくり動き、変化を好みませんから、間違っていることになります。

そして、こどもの間違いを矯正《きょうせい》しようとして、行動を急《せ》かし、いつまでも同じことをしていれば叱《しか》ってしまうかもしれません。

こどもにとって親は絶対的な存在です。自分が間違っていて、親が正しい、と思います。ですから、親に急ぐようにいわれ、変化することが正しいと教われば、そのようにするでしょう。そして、そのこどもは、カパ型でありながら、ヴァータ型のひとのようになっていくでしょう。

しかし、本来のヴァータ型のひとと、カパ型のひとが努力をしてヴァータ型のようになっているひととでは、明らかな違いがあります。

前者は、自然（プラクリティ）であり、後者は、不自然（ヴィクリティ）です。

後者の不自然な状態は、ヴァータの本来のはたらきに乱れが生じ、適切な軽さも、円滑《えんかつ》な動きも、調和的な変化ももたらさず、軽すぎるためにこころが不安定になり、動きが乱れ活動過多となり疲労し、不調和な変化によってひととの間に摩擦をつくってしまうでしょう。

そして、長い間、このようにヴァータを乱しつづけていると、心身の不調が病気として発症してしまうのです。


ひとはおとなになっていく過程でさまざまな影響を受けて、本来の体質を乱していきます。親の思いこみによる、こどものあるがままを見ない間違った教育。学校教育における画一的な方向性をよしとする指導。会社組織に求められる理想のあり方を求める生き方。社会から評価を受けるためにおこなう過度な努力。得たものを失わないように特定の生き方に固執する、などなど。

これらはすべて、思いこみであり、あるがままの姿（体質）を見ない生き方です。こうした生き方を理知が決め、そのように生きることで、ドーシャは乱れます。

しかし、これが問題であるのは、たんにドーシャが乱れるということだけではないのです。

そもそも、何のための体質であるのか、ということです。

10 体質はどのように決まり、何のためにあるのか

どのようにしてひとの体質（ドーシャの生まれもった比率）が決まるのかといえば、４つの要因が関係しています。

１つめは「本人の魂《たましい》の傾向」。２つめは「母親からの遺伝的要因」。３つめは「父親からの遺伝的要因」。４つめが「母親の胎内環境」です。

アーユルヴェーダでは、転生（生まれ変わり）の考えを支持していますが、それによれば、**ひとは、自身の生命を喜び、そして楽しみながら、他の生命のためになる活動を決めて生まれてくる、**とされています。

その活動のことを「**ダルマ**」とよび、ひとが生涯をとおして、成長するための柱になる活動のことをさしています。

「生命の本質は成長することであり、人生の目的は幸福の拡大である」とアーユルヴェーダでは教えていて、そのためにもっとも大切な活動がダルマです。

そして、そのダルマはひとによって違い、あるひとは知識をもち、その知識でひとの命を

助けること、またあるひとは食物を育て、ひとに与えること、そしてあるひとはひとの精神的な成長を助けることであったりします。

すべてのひとは自分のダルマをもっており、そのダルマを適切におこなうために、生まれてくる条件を定めて生まれてきます。

生まれもった魂の傾向、国、地域、環境、両親などは、本人がスムーズにダルマをおこなうための条件になっているのです。

ですから、4つの要因が関係している体質も、そのダルマを適切におこなうための条件なのです。

たとえば、大型のトラックは、荷物を運ぶ、という役割をもってつくられます。荷物をたくさん、こぼさないように運び、運んだ荷物を別の場所に下ろすために、トラックの構造や機能がそこに用意されます。

ひとにも、このトラックのように、役割（ダルマ）があります。

その役割をきちんとまっとうするために、構造と機能がそのひとに備《そな》わっています。それがドーシャのバランスであり、体質なのです。

たとえば、ひとのこころの成長を助けるというダルマをもったひとに、トラックのような大きくて強靭《きょうじん》な骨格は必要なく、ひとの成長を育《はぐく》む愛情や、育っていく様子を見守る寛容さ、そしてこころの変化を敏感に感じとる感受性が必要です。

こうした心身の特徴は、ひとそれぞれであり、それは必ずそのひとのダルマに結びついていくのです。

狭い住宅街の道を、買い物などをするために走る軽自動車は、小さくつくられます。トラックのように大きいとむしろ邪魔であり、小さいほうが適しているのです。

ひとは、自身のダルマに適した構造や機能を必ずもっています。その意味において、体質は、ダルマを探す大切な手がかりでもあるのです。

カパ型のひとはおおらかで、寛容なところがあります。安定していますが、自他の変化に気がつかない鈍いところがあります。

一方、ヴァータ型のひとは、明るくて活発です。動くことが得意で、自他の変化にとても敏感に反応します。

カパ型の、ひとの変化に鈍いという性質は、ヴァータ型のひとにどのように映るのでしょうか？

あるヴァータ型のひとには、カパ型の鈍さが、鈍《どん》くさく、よくない性質に見えるでしょう。

しかし、別のヴァータ型のひとには、物事に動じない安定として、よい性質に見えるのです。

この2人のヴァータ型のひとの違いは、何によるものなのでしょう。

前者の、カパ型の鈍さをよくないものとして見ているひとは、ひとにはダルマがあり、そのために個性としての体質が備わっている、ということを知りません。しかし、後者のひとは、ひとには自分の体質を生かしたダルマがあることを知っており、すでに自分のダルマを日々の活動として実行しているかもしれません。

ひとの本来の体質をよくない性質として見る方は、自分自身の体質を否定する傾向があります。

もしかすると、カパ型の鈍さをきらうヴァータ型のひとは、ほんとうはヴァータ型ではなく、もともとはカパ型なのに、おとなになっていくに従いヴァータ型のように振る舞うようになっていった、乱れたヴァータのひとなのかもしれないのです。

第2章

何か違う……なぜかうまくいかない……

11

人生が知らず知らずによくないほうに決められている?

わたしたちの理知が、日常で決定している数は、数千、数万を超えるであろうという話をしましたが、そのうちのどのくらいが、昨日と同じ決定だと思いますか?

10パーセントくらい? それとも20パーセントくらいでしょうか?

いえいえ、もっともっと多くて、**およそ90パーセントが、昨日と同じといわれています。**

これはじつに驚くべき数字です。

その日によって食べるものや、やることは違うのですから、そんなに同じということはないだろう、とあなたは思うかもしれませんが、前にも述べたように、あなたが自分で決めていることを意識できているのは、理知の決定の全体のほんの一部です。

理知の決定の大部分は、あなたが気がつかないうちになされていて、その大半が昨日と同じ、ということです。

朝起きてから、夜寝るまでの間に、理知が決定する内容は、じつにさまざまでした。

何を食べるのか、どこにいくのか、というとても具体的な内容(①)。ご飯を食べるときに味噌汁から食べる、階段は右足から降りる、などの無意識のうちに決めている内容（②）。さらに、飲んだ味噌汁の塩味、階段を踏んだ足の感覚、などの五感のはたらきや、味噌汁をおいしいと感じるこころ、階段を降りることを楽しむこころ（③）。

これら、①から③のすべては、理知の決定によってつくりだされています。そして、②と③のほとんどは、よほどのことがなければ、理知の決定がかわることはなく、何年も、もしかすると何十年も同じなのです。

毎日、ひとは同じタイミングで同じことを感じ、同じことを考え、同じことをします。その同じことは、こどもの頃からおとなになっていくにつれて、できあがっていった、理知の決定の積み重ねです。

この積み重ねのなかには、たくさんの思いこみがふくまれていて、もしその無意識の思いこみによって、自分の人生が知らず知らずのうちに、よくないほうに決められているとしたら、それはとても残念なことです。

「一生懸命やっているのに、なんでこんなことに？」と嘆き、「どうして俺の人生はいつもこうなんだ」と苦悩しているひとは、その90パーセントの変わることのない、理知の決定に問題があるということを、知らなくてはならないのです。

第１章の冒頭で、決められないことよりも、決めていることのほうがずっと多く、そのことが問題になっている、と述べましたが、まさにこのことをいっていたのです。

わたしたちは、何か問題に遭遇し、それを解決しようとするときに、これまでのやり方を変えたり、あるいは発想を変えようとします。

ある飲食店が、不景気のあおりを受けて経営がきびしくなっています。店主はなんとかその状況を脱却しようとして、日替わりランチの値段を下げましたが、一向に売り上げは伸びず、むしろ収益が落ちてしまいました。

そんなある日、テレビで若者の嗜好《しこう》に関するアンケート調査を見てピンときた店主が、ランチタイムを思い切って変えたところ、それが若者に受けてたくさんお客さんが来るようになり、経営も上向きになりました。

12 思いこみを手放すと次々に変化が

店主が最初に思いついたのは、看板メニューであるランチの値段を下げる、というものでした。しかし、その方法はうまくいかず、むしろ売り上げは落ちこみ、経営はさらに悪化しました。

店主にとって、ランチメニューはいまのままでいくという決定は、無意識の思いこみであったため、それを変えるという発想にはいたらず、値段を変えるという決定になったのです。思いこみ（こだわり）は、理知の誤りの一つです。ひとにはさまざまな思いこみがあり、多くの場合、よほどのきっかけがなければ、それを手放すことができません。

しかし、店主は、経営のさらなる悪化による危機感が後押しとなり、その思いこみを手放すことに成功しました。

しかも、店主が手放した思いこみは、じつは、ランチのメニューだけではありませんでした。**「ランチ」という概念そのものを一度手放した**のです。

店主にとってのランチとは、昼食のみを指すことばでしたが、何を食べるのか、というだけではなくて、どこで、どんなふうに食べるのか、というもっと広い範囲で考えるようになったのです。

店主は、若者向けにボリューム感があり、さらに健康への関心の高さに着目して、肉と野菜のバランスがとれたあたらしいメニューを考案し、またレストランの雰囲気も大切だと考え、内装を明るくしたのです。

まず、清掃を徹底的におこないました。壁や床はもちろん、調理場の棚のなかの隅《すみ》までおこなったのです。そして、次に店内のテーブルの位置をできるだけ外光がきれいにはいるように配置換えをし、さらに照明も一段明るいものにかえました。

また、店内におかれてあった置物なども、色が暗いものをすべてのぞき、かわりに明るい色の花を飾るようにしたのです。

特別お金をかけて改装したわけではありませんが、これだけのことをした店内は、とても明るい雰囲気となり、若いひとがはいりやすい店になったのです。

こうして店主は、店をいつも清潔で明るくたもつために、毎朝これまでより念入りに掃除をするようになりました。また、そのために早寝早起きをするようにもなりました。

このような変化を受けて、店主はいままで店をランチに合わせて11時半に開けていましたが、30分早めて開けるようにしました。すると、お腹をすかせた若者が11時から来店するようになり、店はますます繁盛《はんじょう》するようになったのです。

おまけの恩恵もありました。

早寝と早起きの習慣がついた店主は、夜早く寝るために晩酌《ばんしゃく》が減り、そのせいもあってからだがとても元気になってきたのです。朝起きたときのからだのだるさや、むくんだ感じがなくなり、とてもスッキリと気持ちよく目が覚めるようになったのです。

こうした一連の変化をつくりだしたのは、もともと無意識で店主が決めていた、ランチに関する概念が変わったからです。

概念が変われば、具体的な考え方が変わります。考え方が変われば行動が変わるのです。

こうして、店主はメニューを変え、掃除をし、開店時間を早め、さらに飲酒が減り、早寝早起きになりました。

一つの理知の決定が変わることで、それに関連した複数の理知の決定が変化し、結果的に大きな行動の変化に結びついています。

こうした連鎖的な変化には一定の法則があります。

その法則とは、一つが「生命には層がある」であり、もう一つが「外側は内側によって支配されている」というものです。

13 「外側は内側によって支配されている」という法則がある

店主がとった行動の変化、これは、表面にあらわれたより具体的な、外側の層を意味します。

その内側には、その行動の変化をつくりだしている、「店内をきれいにする」「店内を明るくする」「早寝をする」「早寝のために晩酌をひかえる」「早起きをする」などの考えの層があり、さらに、その内側には、こうした考えの層をつくりだしている、「ランチとはたんにメニューだけを意味するのではなく、時間や空間をふくむものを意味する」という、抽象的、概念的な想念があります。

おわかりのように、理知の決定の層構造は、外側はより具体的であり、内側はより抽象的です。

そして、**内側は抽象的であるがゆえに、より集約的であり、その内側の決定が変化すると、それに関連した外側のより具体的な決定が複数変化していく**のです。

生命の層構造について、別の角度からもうすこし説明しましょう。

遺伝子（DNA）は、アデニン、シトシン、チミン、グアニンというたった4つの塩基の配列によってできあがっています。

この4つの塩基は、3つが1セットになり、1つのアミノ酸に対応する遺伝コードとなっています。たとえばDNAを鋳型《いがた》にして転写されたmRNAの「グアニン・アデニン・グアニン」という３つの塩基の配列は、「グルタミン酸」というアミノ酸に対応しています。

このようにして20種類のアミノ酸は決定され、さらにアミノ酸が多数集まったものがタンパク質となります。

生体内においてタンパク質は、ホルモンや神経伝達物質として存在し、それらは実際の生理機能を制御《せいぎょ》するはたらきを担《にな》っています。

生体内で起こっているさまざまな化学反応をつくりだし、実際のからだの機能という具体的な現象を起こしているのは、ホルモンであり、神経伝達物質ですが、それを構成するタンパク質の主たる要素はたった20種類のアミノ酸であり、さらに、それらはたった４つの塩基の配列から成り立っているのです。

４つの塩基だけ見ると、それはとても抽象的であり、何もそこには具体性がありません。それはまるで４つの文字のようです。

４つの文字は３つでセットとなり１つの単語（アミノ酸）を形成します。単語はたくさん連なることで文章（タンパク質）となり、文章は意味をもち、はたらきかけるのです。

14 感覚から思考、そして知能へ

遺伝子↓アミノ酸↓タンパク質↓ホルモン↓生理機能、でもわかるように、より抽象的な内側の存在が、外側の具体的な事象を支配します。そのとき、具体的になればなるほど、物事は多岐《たき》にわたっていきます。

アーユルヴェーダでは、抽象的な内側への方向性を「統一化」と表現し、具体的な外側への方向性を「多様化」と表現します。

理知の決定が、より統一化されたものであればあるほど、その反対にある多様化への影響は大きくなっていきます。

つまり、**現実世界で大きな変化をつくりだそうとするならば、より内側でなされている理知の決定を変えることが必要**なのです。

多くのひとが、考え方を変えただけでは、実際の問題が解決されていかない、という経験をするのは、ここに原因があります。

どんなに考え方を変えたとしても、それがより具体的であればあるほど、その影響は小さいものにしかならないので、現実を大きく変える力にはなっていかないのです。

問題に直面したときは、その問題のみに意識を向けるのではなく、もっと大きな枠《わく》でその問題をとらえるようにすると、問題の本質が見えてくる、という言い方を耳にすることがあります。

でもじつはこれ、反対なのです。

問題の本質は、いつだって多様化された具体的な出来事を統一化した、より抽象的な概念にこそあります。ですから、まずそれを見つけだし、変えることによって、より大きな枠（多様化された数々の問題となる出来事）をとらえることができるのです。

ひとには、複数の出来事（具体的な数々の問題）の背景にあって、それらを統一化した、より抽象的な概念を見いだす能力があります。

それを「知能」とよびます。

知能は、通常、おとなならば誰もがもっている能力です。

これに対し、目の前の具体的な事象を判断し、他と比較し、あるいは評価する能力を「思考」とよびます。

思考も、おとなであれば誰もがもっている能力です。

両者の違いについて、もうすこしくわしく説明しましょう。

思考も知能も、どちらも、こどもからおとなになるにしたがって、神経系が発達する過程で獲得していくこころの機能です。

思考は、脳梁《のうりょう》とよばれる左右の大脳半球を結ぶ線維《せんい》の束《たば》が完成し、左大脳半球の言語領域の活動が、右大脳半球のはたらきと連動するようになる5歳くらいから本格的に機能しはじめます。

たとえば、3歳児の目の前に、100円玉1つと、10円玉5つをおき、どちらか好きなほうをとっていいといえば、当然のように数の多い10円玉5つをとるでしょう。しかし、同じものを6歳児に見せると、100円玉1つを選びます。

これは、見た目の感覚による数の多さではなく、対象となるものの価値を数字や言語によって認識し、比較する能力、すなわち思考を身につけているからです。

しかし、6歳児は、よく晴れた日に家族と山登りに出かけ、途中で急に天気がくずれ、雨に降られた経験をしても、次にまた山登りに出かけるときに、晴れていても雨具をあらかじめ用意しておく必要がある、とは考えません。

なぜなら、晴れていたのに雨が降ったという具体的な事象から、山は天気が変わりやすいという抽象的な概念を導きだす「知能」がまだ発達していないからです。

知能は、通常８〜９歳ぐらいから発達しはじめ、おとなになるにしたがって、より抽象的な概念を理解できるようになっていくのです。


こころには、このように層構造があります。

５歳未満の思考を獲得する以前、世界をまだ「感覚」でとらえている時期。５歳以降に発達する言語によって獲得される、目の前の出来事を比較し、判断する「思考」で世界をとらえる時期。そして、８〜９歳以降に獲得する、より抽象的な概念を理解し、出来事の本質をとらえる「知能」によってこの世界を認識する時期です。

15　心気症と痔核の思いがけない関係

つまり、人は、感覚↓思考↓知能、と段階的にこころの能力を発達させ（深め）ていきながら、世界をとらえていくようになります。

そして、外側は内側によって支配されている、という法則にしたがって、感覚だけでしかとらえられなかったときよりも、思考でとらえることができるようになることで、問題を解決する能力や願望をかなえる能力が上がり、さらに、知能を獲得することによって、より複雑な問題の解決や、これまで以上に大きな願望をかなえる能力を手にするようになっていくのです。

もちろん、こうしたこころの機能にも、理知のはたらきは関係しています。

目で見て、手で触れて、舌で味わう、という感覚は、理知が、こうした感覚機能をつかさどる神経系の場所で機能することで生じ、言語をもちいて出来事を分析し、比較する思考は、言語中枢《ちゅうすう》において、そして、抽象的な概念を対象としてとらえる知能は、より高度な精神活動を可能にさせる大脳の前頭葉《ぜんとうよう》において、理知が機能することで生じます。

いうなれば、感覚機能や言語能力などを可能にさせる神経系がハードウェアだとすれば、理知は、そのハードウェアを機能させるソフトウェアに相当します。

そして、ソフトウェアを起動させるために必要な電力に相当するのが、「感情」（感情は、心のもつ気分を抱く機能の一部で、自我に対象を与える際の積極的な動機となります）です。

つまり、安定した強い感情は、ゆたかな電力となって理知を起動させ、神経系というハードウェアを育てる滋養《じよう》となり、さらに感覚から思考、思考から知能へと、ソフトウェアを発

達させるエネルギーになるということです。

感情が理知のはたらきに関係している例をあげましょう。

もし、あなたがとても緊張していたら、何かを判断するときに、動揺してミスをするかもしれませんね。いつもだったら、いまこの店で野菜を買うよりも、あと30分待って、１ブロック先の店の特売品を買ったほうが得だとすぐにわかるのに、仕事で失敗をして気持ちが落ちこんでいると、目の前の野菜を買ってしまうかもしれません。

気持ちに余裕がなくなると、たとえ知能が機能するおとなであっても、この店で買うのか、それとも別の店で買うのか、というような単純な思考における理知の決定でさえ誤りが生じます。

ましてや、感情が緊張し、余裕がないと、知能はなかなか上手に機能しなくなってしまい、かえって出来事が複雑化し、問題が解決しにくくなってしまいます。

一見すると、まったく関連性がなさそうに見える２つの問題も、じつは大元の原因は同じであったりします。

たとえ話をしましょう。

あなたは近頃、胃の調子がよくありません。いつもの食欲がなく、しかもチリチリと痛みもあります。

こんなとき、あなたは自分が重い病気かもしれないと心配になります。「もしかしたら、胃がんだろうか？」「もし、そうだったらたいへんだから検査を受けたほうがいいのだろうか？」などという考えが浮かんでは消え、こころが落ちつきません。

あなたには健康のことで、もう一つ悩みがあります。

ここ数年、持病でもっている痔《じ》がことあるごとに腫《は》れるのです。

とくに、便秘がつづくと痔が腫れて痛くなるので、座る仕事がつらいのです。

あなたのこの2つの病気は、正式には、前者が自分の具合のわるさがとても気になり、重い病気なのではと過度に心配する「心気症《しんきしょう》」で、後者が便秘を原因として発症する「痔核《じかく》」です。

前者はこころの病気で、後者はからだの病気ですから、一見すると、この2つの病気には関連性がないように思えます。

しかし、あなたには両者は関係しているのでは、という思いがあります。

心気症の症状が出はじめたのはこの3年くらいで、痔核になったのは4年前です。つまり、痔核になったちょうど後ぐらいから、心気症の症状が出はじめているのです。そして、とくに痔が腫れているときに、心気症の症状が悪化する傾向があり、あなたはこの２つの病気には関連性があるのでは？　と推測しています。

一度、心療内科の先生にこのことを尋《たず》ねたことがありますが、関係ありませんと否定されました。でも、たしかに便秘がつづいているときや、痔核が腫れているときに、いままであまり気にならなかったからだの他の症状がすごく気になったりするので、やはり両者には関連性があると、あなたは思っているのです。

16　感情が安定すると知能がはたらく

西洋医学的にはあまり知られていませんが、アーユルヴェーダでは、心気症と痔核には、共通の原因があると説明します。

便秘とは便の排泄《はいせつ》がとどこおり、毎日規則的に出ない状態をいいますが、これは排便の機能をつかさどっているヴァータ（25ページ参照）のはたらきの乱れが原因です。直腸や肛門部でヴァータが長期的に乱れると、粘膜下の組織にうっ血が起こり、それが痔核へと発展します。

さらに、痔核ができることで、直腸や肛門部の粘膜下にあるアウエルバッハ神経叢《しんけいそう》とよばれる自律神経線維および神経節細胞群が障害され、それによって自律神経系全体のバランスがくずれて、心気症症状が出現するのです。

つまり、ヴァータの乱れを大元の原因として、便秘→痔核→心気症、と病気が進む、ということです。

あなたは、このことを知識として知っていたわけではありませんが、自分の経験から、便秘、痔核、心気症の3つには関連があるのでは？　と推測しました。これが知能のはたらきによるものです。

目の前に生じている具体的な事象の背景にある、共通の理由となる法則を見いだす力です。あなたが、痔核と心気症の間には関連がある、と感じた何かは、とても抽象的なものです。それは、どちらかといえば勘《かん》に近く、そんな気がする、というものです。

じっさい知能が機能するこころのレベルというのは、思考のレベルと違い、とても精妙かつ抽象的であり、はっきりとした言葉で表現することがむずかしいのです。

こうした、より抽象的で感覚的なことをとらえ、認識するためには、ある程度感情が穏《おだ》やかで、落ちついていないとなりません。感情に乱れが生じ、不安に飲みこまれていたり、イライラの渦中《かちゅう》では、それをとらえることはできないのです。

じっさいの話ですが、一度痔核ができて粘膜下の自律神経系の細胞が障害されてしまうと、かりに痔核は肛門科の治療で治《なお》ったとしても、心気症は治らないままです。

そして、安定剤のような精神科の薬を長年にわたって飲みつづけてしまう方も大勢いらっしゃるのですが、元はといえば、直腸の粘膜下の障害が原因ですから、そこをきちんと治療すれば、問題を複雑にすることなく、解決することができるのです。

このように、問題の根本を見いだしていくことで、複数の問題の同時解決につながるケースは、医学の世界にとどまらず、いたるところで見ることができます。

どんな職業においても、その道のベテランとよばれるひとは、こうした根本的な部分、より統一化された抽象的なレベルを認識できるひとなのです。

ベテランは、その世界においてさまざまな経験を積んでおり、その経験が根本的な原因を見いだす下地になっているのですが、じつはその原動力の中心となっているのは、たんに経験の積み重ねだけではなく、たくさんの経験によってこころが成長し、感情が安定している、ということなのです。

ベテランは、かりに突発的な出来事があったとしても、数々の修羅場《しゅらば》を乗り越えた実績から、あわてる必要がないことを知っており、その結果、感情は穏やかです。だからこそ、落ちついて出来事をとらえ、その背景にある問題の本質を見抜いて解決策を見いだすことができるのです。

理知が知能のレベルで機能するためには、感情が安定していることが必要であることはわかりました。

では、どうしたら感情を安定させることが可能なのでしょう。

動揺しているときに、「落ちつけ、落ちつけ」と自分にいい聞かせても、なかなか落ちつくことはむずかしいものです。

17 何が感情を不安定にするのか

こころには、感情の状態を決める3つの質があります。

1つは「純粋性」とよばれ、こころに静けさや穏やかさをあたえます。純粋性が多いと、感情は安定し、出来事を客観的に見て、真実を見抜くことができるようになります。

２つめは「**活動性**」とよばれ、人生におけるさまざまな願望の達成を可能にするために、こころに活動をあたえます。ひとはこの活動性によって、何かを欲し、それを手に入れようとします。

３つめは「**不活発性**」とよばれ、活動のための休息を、こころとからだにあたえます。ひとは不活発性によって眠ります。

すべてのひとは、この３つの質をもっていますが、その優位性は一般的に年齢によって変化します。

大半の小さなこどもは不活発性がもっとも優位であり、そのために長く寝ます。また、不活発性は覆《おお》い隠す傾向ももつため、彼らは自分が見えておらず、欲しいものがあれば、状況を把握《はあく》せずに泣いたりします。つまり、不活発性が優位なこどもの感情は、コントロールできない欲求とともにあり、とても不安定です。

青年の頃になると、不活発性よりも活動性のほうが優位になってきます。欲しいものに向かって、思考や知能をもちいて、より活発に活動するようになります。

また、不活発性の優位性が下がることによって、自分という存在を意識するようになり、欲求を客観視し、コントロールするようになっていきます。

しかし、まだ純粋性が低いために欲求を制御しきれず、人目がないときに、こっそりとよくないことをして、自分の欲求を満たそうとするなど、感情が安定しないのです。

そして、おとなになり年を重ねていくと、こころの純粋性が優位になり、穏やかさや静けさによって感情が安定してきます。そして、よいこととよくないことを明確に区別し、つねにそれにしたがって活動することができるようになります。

目の前に欲しいものがあり、かりにそれがすぐに手にはいらないとしても、感情は安定を失わず、より精妙な状態で知能が機能できるようになっていくのです。


このように、ひとはこどもからおとなになるにつれて、優位なこころの質が変化していきながら、感情も安定していくのが普通です。

欲しいものが手にはいると笑い、手にはいらないと泣くこどもは、感情がまったくコントロールできていない状態です。

欲しいものに向かって頑張る青年は、自分のことを客観的に見られる分、感情もいくらかコントロールできていますが、それでもまだ完全には安定しておらず、行動がうまくいかなければ、やはり感情は乱れてしまいます。

やがて成熟したおとなになり、純粋性が優位になると、こころに穏やかさや静けさが増し、ようやく感情が安定してきます。すると、知能がより精妙なレベルで機能するようになり、より簡単に物事を解決し、自分の願望をかなえられるようになっていくのです。

しかし、現実を見ると、おとなになっても感情が安定していないひとはたくさんいます。これは必ずしも、すべてのひとが年齢とともに純粋性が優位になっていくとは限らないからなのです。

生命の本質は成長することですから、本来であれば、おとなになっていくにしたがい、純粋性が優位になっていくものなのですが、さまざまな理由によって、そうなっていかないのです。

いちばんの理由は、食事と生活です。

日々の食生活が、こころの成長（純粋性が増すこと）にとても関係しています。つまり、食べ物や生活の仕方によって、感情は安定もするし、不安定にもなるのです。

第3章

どうすれば「ちょうどいい」状態になるか

18 「こころが安定する食事」がある

年齢とともに食事の好みや生活の様式は変化していきます。こどもは、おとなが食べるような繊細な味つけの食事よりも、シンプルで、はっきりとしたものや、より甘く濃厚なものを好む傾向があります。

こどもはトマトケチャップで味つけをしたチキンライスが大好きです。トマトケチャップが好きなこどもは、なんにでもかけて食べるので、もともとの野菜の味がわからなくなってしまうほどです。

こうした味覚の使い方の違いも、３つの質が関係しています。

一般的に、こどもが、味が単調で濃厚なものを好む傾向にあるのは、まだ彼らのこころでは不活発性が優位だからです。そのために、味覚が覆《おお》い隠されていて、繊細な味つけがわからず、単調で味のはっきりしたものを好むのです。

また、青年期になると、辛《から》くて刺激的なものを好むようにもなってきます。とうがらしがたくさんはいった辛い鍋《なべ》料理や、アルコールや炭酸飲料などの刺激のある飲みものを飲むようになるのは、青年期の人のこころにおいて、活動性が優位になってくるからです。活動性によって、よりこころの願望を明確に感じるようになり、刺激のある質を好むようになるのです。

そしておとなになり、すこしずつ純粋性が優位になってくると、味の穏《おだ》やかな、繊細なものを好むようになっていきます。味の濃い肉料理よりも、味のやさしい野菜料理を選ぶようになり、酒の肴《さかな》になるような塩味が利《き》いた乾いた食べ物よりも、しっとりした甘味のあるものを食べたいと感じるようになっていくのです。

これは、純粋性によって、こころが調和やバランスを重要視するようになっていくからです。

こうした、こころの質の変化にともなう食事の好みの変化は、逆のこともいえます。つまり、不活発性が優位な食事をいつも食べていると、こころの不活発性が優位になってしまう、ということです。

こどもは放っておくと、不活発性の優位な食事を好みますが、その欲求どおりにあたえつづけてしまうと、いつまでも不活発性が優位なままで、活動性や純粋性が増えていかなくなってしまいます。

しかし、通常は親の年齢ならすでに活動性や純粋性が優位になっています。そのため、そうした質の食事のほうがよいという認識がありますので、不活発性の優位な食事ばかりをこどもにあたえることはなく、活動性や純粋性が増えるような食事をあたえます。

そうした結果、こどものこころもより自然に活動性や純粋性が優位になっていきます。

ただ、現代社会のように食文化の多様化が進むと、必ずしも純粋性の優位な食事を食べる機会が多いとはいいきれません。

残念ながら、**外食や買ってきたお惣菜《そうざい》は味も濃いものが多く、材料も新鮮なものであるとは限らないため、どうしても不活発性や活動性が優位な食事になりがちです。**

アーユルヴェーダで教える、純粋性の優位な食事とは次のようなものをさします。

①寿命、強さ、幸福、満足を増進させる
②風味がよく、ここちよく、味がよく、滋養《じよう》にあふれている
③適度に油をふくみ、しっとりとしていて甘味がある
④からだに強さをあたえ、こころをよろこばせる

具体的には、その土地の季節の新鮮なオーガニックの野菜を、新しい油や調味料によって十分に調理した出来たての温《あたた》かい食事（スープ、煮物、炒《いた》め物など）。炊《た》きたてのご飯や焼き

たてのパン、完熟した甘い果物、温めた牛乳、皮をむいたアーモンド、少し煮て柔らかくしたデーツ（ナツメヤシ）、非加熱のはちみつ、そしてギー（精製バター）などがそうです。

野菜は、とにかく新鮮なもののほうが純粋性が高く、古くなると不活発性が優位になってしまいます。

また、調理したての温かい食事は風味がよく、炊きたてのごはんや焼きたてのパンは、ほんのりと甘く純粋性が優位です。

とくに、温めて飲む牛乳、すこし水に浸《つ》けて皮をむいたアーモンド、柔らかいデーツ、そして非加熱のはちみつは、とても純粋性が高いので、ぜひこどもにも食べさせたいものです。

19 こころの純粋性が高まる日常生活のポイント

ちなみに、不活発性、あるいは活動性が優位な食事についても紹介しておきましょう。

活動性が高い食事、すなわち食べることで、こころの活動性が優位になってしまう食事には、次のような特徴があります。

①不幸、嘆き、悲しみ、病気や毒素の原因になる
②辛い、酸《す》っぱい、塩辛いという味をもつ
③熱く、鋭く、乾いた、ひりひりする感じを起こす

そして、不活発性の高い食事、すなわち食べることで、こころの不活発性が優位になってしまう食事には、次のような特徴があります。

①新鮮でない、つくりなおされた、風味や味がない
②腐敗《ふはい》している、悪臭をはなつ、残り物、食べ残し
③不潔な、不純なもの

食事は毎日食べるものだけに、こころにとても大きな影響をあたえます。とくにこどものこころは弱く、環境からの影響を受けやすいですから、気をつかうべきなのです。

さて、食事以外の日常の生活のなかにも、こころの成長に大切なポイントはたくさんあります。

ここでは、とくにこどものこころの純粋性を高めるために大切な項目をあげてみましょう。

①３歳までのこどもの欲求は基本的にすべて満たすようにします。とくに、両親がこどもにあたえる愛情はとても大切です。こどものこころは、両親の愛情を滋養にして安定、発達します。

②しつけは３歳頃からおこなっていきます。とりわけ善悪の基準を、その子の発達、とくにことばの発達に合わせて教えるようにします。こどもが幼いうちは、わかりやすく具体的に一つ一つ教えます。やがて成長し、複雑な概念を理解するようになったら、より抽象的な考え方を教えます。

③規則的な生活をこころがけます。とくに、起床、食事、睡眠の時間が乱れないようにします。規則的な生活習慣によって、こころが安定します。

④早寝の習慣をつけます。こころの成長と神経系の発達は密接に関係します。ひとの神経系は幼いうちはとくに十分な量と質のよい睡眠を必要とします。睡眠の質は、早寝の習慣によって高めることができます。

⑤日常の生活のなかで、大きな緊張やストレスがないようにします。幼いこどものこころはまだ十分な強さがなく、過度な緊張やストレスで弱り、不安定になります。こころが安心し、

リラックスできる時間や環境をつくります。
⑥こどもの「体質」を理解します。親が自分とは違う体質のこどもに対し、体質に合わない教育を強要しないようにし、そのこどもの本来の姿を認め、受けいれながら成長できるように教育することで、こども自身が自分を認め、受けいれられるようにします。
⑦つねに清潔であるようにします。毎日シャワーを浴びるか入浴をし、身体をきれいにします。その後新しい下着や衣類を身に着け、心地よいという感覚をもつようにします。
⑧正直であり、真実を語ることの大切さを教えます。しかし、同時に他人を傷つけず、思いやりをもって接することも教えます。つまり、かりに正直であり真実であっても、ひとを傷つけることは語らないように教えます。
⑨計画すること、合理的に考えること、部分を組み合わせて全体を構築することの大切さを教えます。つまり、衝動的、短絡的な思考や行動に支配されないように、こころに忍耐力を養います。
⑩自分よりも知恵をもち、成長している者に教わる大切さを教えます。教わることで、自分がより早く成長できるチャンスがあるからです。

こうした日常生活を送るようにすると、こどものこころはより早く純粋性が高まり安定していきます。

安定した感情をもつこころは、知能の発達もすすみ、より大きな願望をかなえることができるようになっていくのです。

20 「ちょうどいい」を選択できるか？

幼いこどもには、「ちょうどいい」という感覚がわかりません。この、ちょうどいい、という感覚は、とても抽象的で、知能が発達してくる年齢にならないとわからないのです。すこしくわしく説明します。

わたしたちの感覚は、つねに相対的に機能しています。

部屋が寒いというとき、それはその部屋よりも高い温度と（意識せずに）比較しています。その証拠に、もっと寒い場所からその部屋にはいれば、暖かいと感じます。

また、荷物が重いというときは、もっと軽いものと比較しています。同じように、もっと重いものをもったあとであれば、軽いと感じるでしょう。

このように感覚は、暑い⇕寒い、重い⇕軽い、固い⇕柔らかい、動く⇕動かない、乾いている⇔湿っている、などのように対《つい》になっており、どちらかに偏《かたよ》ることで感覚が生じています。

しかし、ちょうどいい、というのは、どちらでもない状態、つまり偏りのない状態です。

つまり、暑くもなく、寒くもない状態です。この状態において、ひとは温度を感じません。

もちろん、温度はあります。しかし、暑いでも寒いでもないので、温度という感覚が生じず、その意味において、そのときひとは温度感覚を超えているのです。

この相対的な感覚を超えた状態が「ちょうどいい」です。こうした相対性を超えた状態を、「絶対性」といいます。

この絶対性の体験、すなわち「ちょうどいい」は、つねにその人自身が内側で知ることができます。

というより、外側からそれを知ることはできません。

つまり、ちょうどいい、を客観的に数値化することはできません。

たとえば、一日の理想的な塩分摂取量は10グラム以下である、といわれます。塩分のとりすぎは、高血圧や胃がんをまねくとされ、とりすぎを警告する数値として示されているのです。

しかし必ずしも、10グラム以下であることが、すべてのひとに、いつでもちょうどいいとは限りません。

日中身体をたくさん動かし、汗をかき、ナトリウムを多く失う方は11グラム、あるいは12グラム必要かもしれません。また、ひとくちに10グラム以下といっても、体格が小さく、活動量が少ない方は、７グラムがちょうどいいかもしれず、９グラムではとりすぎになってしまいます。

つまり、ひとによって、状況によって、ちょうどいい塩分摂取量は当然のごとく変化し、それを決めることができるのは、その本人が食事をしたときに、塩味加減が「ちょうどいい」と感じる、つまり自分の内側で知る、ということだけなのです。

アーユルヴェーダでは、このように自身の内側でちょうどいいを知る能力のことを、「自己参照性（Self Referral）」とよびます。

自己参照性の高さ、すなわち、どれだけ的確にちょうどいいを知ることができるかどうかは、理知のはたらきの正しさに関係します。

つまり、理知の誤りが少ない人は、つねに安定した間違いのない理知の働きによって、ちょうどいいを知ることができ、こころとからだ、さらに環境との関係性のなかで、矛盾《むじゅん》をもつことがなくなっていきます。

8（36ページ）で、「理知のはたらきには矛盾がつきものである」という話をしました。お腹がいっぱいなのに、メロンを食べたいという欲求の例をあげ、こころとからだの矛盾をとりあげました。

こうした矛盾も、じつは私たちの理知のはたらきが、通常は相対的なレベルで機能しているからです。

右か左かのどちらかを選択するという決定を理知がすると、必ず矛盾が生じてしまいます。からだを優先し、これ以上食べないという選択をすれば、食べたいというこころの欲求は満たされず、反対に、食べたいという欲求を優先し、食べてしまえばからだへの負担が増します。

こうしたとき、理知がこころでも、からだでもなく、「ちょうどいい」を選択することができれば、結果としてどちらにも負担はなく、快適でいられるはずです。

これは、メロンを食後に食べるのか、食べないのか、という問題ではないのです。

大切なことは、理知が「ちょうどいい」を選択できるか、できないのか、ということです。

21 ちょうどいい状態でなくなったとき

つまり、食事が終わり、まだちょうどいい状態ではなく、メロンを食べることでちょうどよくなるのなら食べるのがいいし、すでにちょうどいい状態なのであれば、メロンは食べないのがいいのです。

この、ちょうどいい状態は、前にも述べましたが、相対性を超えた絶対性であり、客観的な指標であらわすことができません。

もう一つ例をあげて説明します。

現代西洋医学の指標では、最高血圧が１３０を超えると高血圧を疑われ、治療の対象になります。

しかし、この数値、私が医学生だった25年以上前は正常値であり、当時は１６０以上を高血圧として診断していました。

つまり、この25年の間に、高血圧の診断指標が下がっているのですが、こうした変化も、現代西洋医学が、客観性を重視し、相対的に血圧をとらえているからです。

つまり、簡単にいえば、「ちょうどいい」を指標にしていない、ということです。

血圧というのは、個人差があります。140くらいがちょうどいいひともいるし、120でも高すぎるひとがいます。

同じひとでも、年齢、季節、時間によって、血圧は変動し、一概に130以上が高いとはいいきれません。

アーユルヴェーダ医学には、この「ちょうどいい」を診断する素晴らしい技術があります。

診断するのはもちろん医師です。

ちょうどいいは、自分の内側でしかわからない、と前に書きましたが、じつは例外として、それを診断する技術があるのです。

それは「脈診《みゃくしん》」という診断術です。

手首のあたりを走る動脈（橈骨動脈《とうこつ》）に、医師が3本の指（人差し指、中指、薬指）をあて、ヴァータ、ピッタ、カパの3つのバランスを診《み》ます。

この技術によって、患者さんの体質を診て、さらにその体質の乱れを診ていきます。

最高血圧は、ヴァータとピッタの乱れが反映されます。つまり、血圧測定器で測った結果が135であっても、脈診でヴァータとピッタに乱れがなければ、その人の血圧は正常であることを示しています。また反対に、120であっても、ヴァータとピッタが乱れていれば、血圧が高いことを示しているのです。

脈診というのは、このような理論によって、その人の「ちょうどいい」を診るための技術です。

なんにせよ、**具合のわるさ、各種の症状や病気は、すべてドーシャのバランスの乱れが原因となり、そのひとにとって、ちょうどいい状態でなくなっています。**

本来であれば、ひとは、そのちょうどいい状態でないことを自覚することができるのですが、ドーシャの乱れ具合が大きくなっていくと、気がつかなくなっていきます。

つまり、理知の誤りが、①誤った理解→②自制《じせい》の欠如《けつじょ》→③記憶の障害、と進行し、ついには重い病気になってしまうこともあるのです。


このように、客観的な指標を求めることは、ときに大きな落とし穴になります。かつて、クリニックの患者さんで頭痛がひどくていらっしゃった方がいました。60歳近い男性の方で、頭痛以外はとくに症状はなく、血圧も測定すると120を下まわっています。

脈診をすると、ヴァータとピッタが非常に上がっており、このことから血圧がとても上がっているのだと判断し、危険な状態なので、すぐにでも治療を開始しましょう、と伝えたのですが、その男性は、頭痛さえ治《なお》ればよく、血圧は正常なんだから心配ない、といって、私がすすめるアーユルヴェーダの治療は受けずに放置をしたのです。

そして、診察からしばらくののち、彼は脳溢血《のういっけつ》になり、半身不随《はんしんふずい》になってしまいました。

わたしは、もうすこし強く、彼にその危険性について話し、治療を受けさせればよかったのではないかと後悔しました。

22 なぜひとは「直観」をもっている？

なぜ、ひとは客観性を求め、重要視し、そして自身の内側の「ちょうどいい」を大切にしないのでしょう。

答えは簡単です。

もし、つねにほんとうのちょうどいいを知ることができるなら、ひとはそれを疑わず、大切にするでしょう。

しかし、多くの場合、ひとは理知の誤りをもつため、ちょうどいいをいつも知るとは限らず、また、自分では「ちょうどいい」と思っていても間違っていることが多々あります。

ちょうどいいに関連した、ちょっとおもしろい話をしましょう。

ちょうどいいを知る能力のことを「自己参照性」と先ほどいいましたが、それは、とても知能の発達した状態における「直観」ということもできます。

こうした自己参照性や直観というものを、なぜひとがもっているのか、という話です。

自然法則というのは、そもそも相対的ではなく、絶対的です。

地球が23・5度ほど地軸が傾いた状態で、24時間で一回、自転する周期をもち、さらに太陽のまわりを３６５日かけて一周することで、季節がうまれ、それに合わせたさまざまな植物が栄え、動物たちは植物がつくりだす酸素や果実をとりこんで生命をつないでいます。

こうした、自然界の秩序あるいは法則は、何かと比較されるものではなく、全体としての調和をうみだし、普遍的、絶対的な価値を有しています。

わたしたち人間も、間違いなくこの宇宙や自然の一部であり、自然界の秩序や法則にしたがって生きています。

だからこそ、わたしたちは、**自身の内側で「ちょうどいい」を感じることができるのです。**

わたしたち自身の内側に、自然法則が存在するユニークな証《あかし》をいくつかご紹介しましょう。

次ページの図は、ご存じのとおり太陽系です。中央に太陽があり、その周囲に惑星が存在

太陽系の図

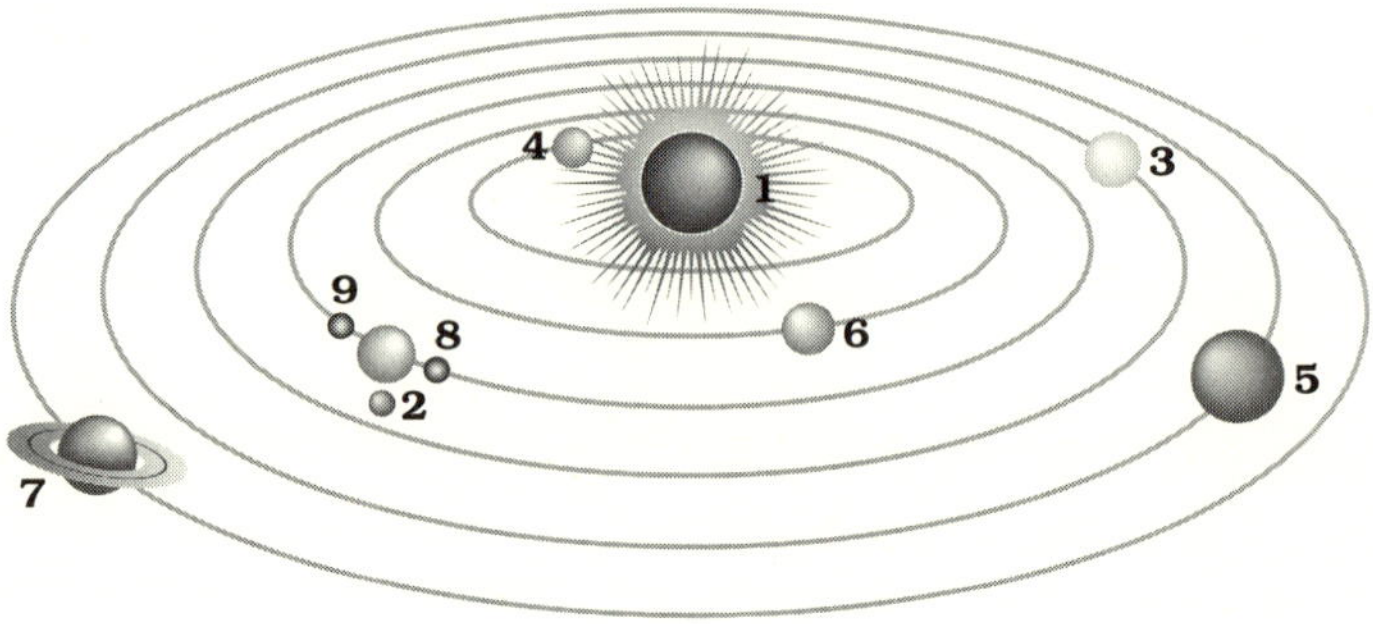

1. 太陽
2. 月
3. 火星
4. 水星
5. 木星
6. 金星
7. 土星
8. ラーフ
9. ケートゥ

＊ジョーティシュと呼ばれる古代インド占星学では、太陽をふくむ9つの星を重要視し、ラーフとケートゥは架空の星としてふくまれる

します。

そして、この太陽系と酷似《こくじ》する系が、大脳のなかに存在します。それが、89ページに示す視床《ししょう》および大脳基底核《だいのうきていかく》の存在です。

89ページの図は、大脳の断面図で、視床とよばれる大きな神経核と、その周辺に複数の大脳基底核が描かれています。

この太陽系と視床・大脳基底核は、たんに見た目が類似しているだけではなく、その役割においても似ています。

視床は、大脳基底核とともに運動系の制御《せいぎょ》および感覚や感情のはたらきをつかさどっていますが、そのすべての活動が視床を中心におこなわれていま

視床および
大脳基底核の図

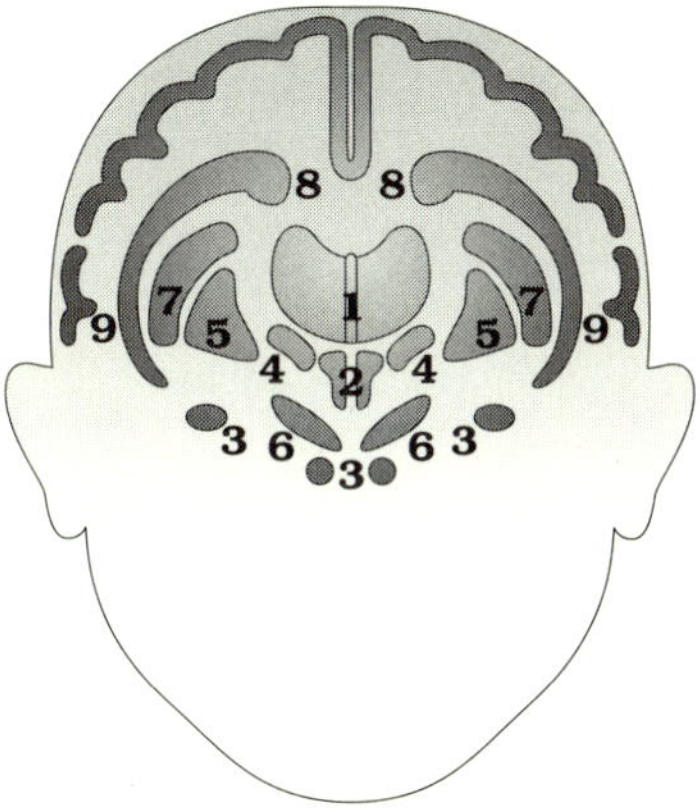

1. 視床
2. 視床下部
3. 赤核・黒質緻密部
4. 視床下核
5. 淡蒼球
6. 黒質網様部
7. 被殻
8. 尾状核頭部
9. 尾状核尾部

す。

それはまるで、太陽系の中心が太陽であり、すべての惑星が太陽によって照らされ、存在しているかのようです。

太陽系と、視床・大脳基底核の両者を重ねると、90ページの図のようになります。

両者の対応は次のとおりです。

「太陽と視床、水星と視床下核《かかく》、金星と黒質《こくしつ》の網様部《もうようぶ》、火星と赤核《せきかく》・黒質の緻密部《ちみつぶ》、月と視床下部、木星と淡蒼球《たんそうきゅう》、土星と被殻《ひかく》、ラーフと尾状核《びじょうかく》の頭部、ケートゥと尾状核の尾部」

太陽にもっとも近い惑星である水星に対応するのは、同じく視床のもっと

大脳基底核と９つの星

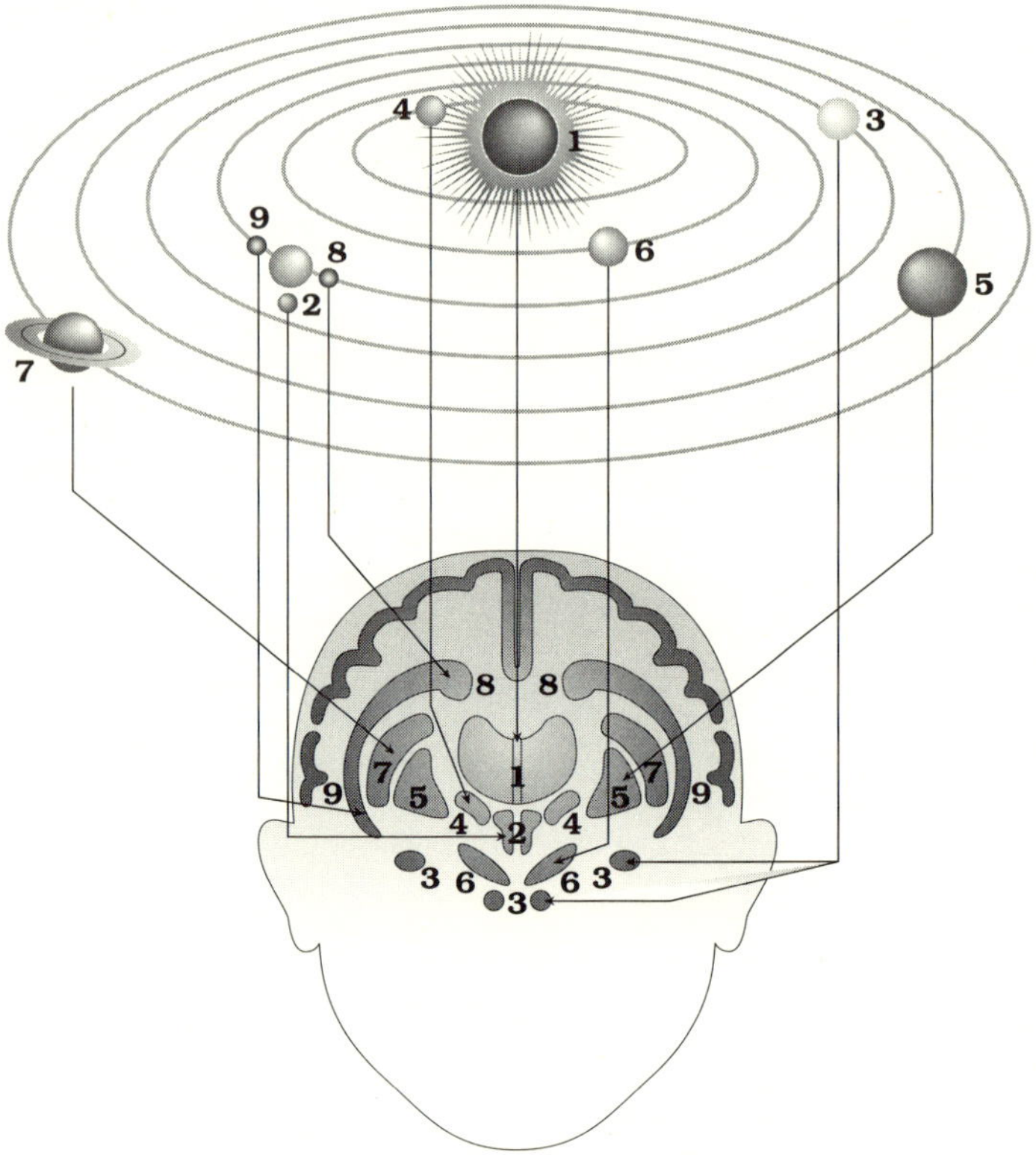

1. 太陽→視床
2. 月 →視床下部
3. 火星→赤核・黒質緻密部
4. 水星→視床下核
5. 木星→淡蒼球
6. 金星 →黒質網様部
7. 土星 →被殻
8. ラーフ→尾状核頭部
9. ケートゥ→尾状核尾部

出典：Tony Nader “Human Physiology” Maharishi Vedic University

も近くに存在する視床下核です。視床下核は、視床から受けとった情報のうち、主要なものをもとに出力を調整する機能をもちます。

月に対応する視床下部は、情動、月経周期、生殖行為、摂食行動等に関係しており、実際多くの方が月の満ち欠けによって、こうした生理機能に変化を感じます。

わたしたちの身体のなかに太陽系が存在する、という表現はおおげさかもしれませんが、自然法則のあらわれとして、宇宙に「太陽系」があるように、わたしたちの身体のなかに、そのあらわれとして「視床と大脳基底核」がある、とアーユルヴェーダではいっているのです。

23 誰もが頭のなかに神々をもっている

神経系にまつわる話をもう一つ紹介します。

92ページの左の図は、ヒンドゥー教の神の一つである「ガネーシャ神」です。象の頭と人間の身体をもつ、とても特徴的な姿をしたガネーシャ神ですが、災《わざわ》いを払い、財産をもたら

ガネーシャ神

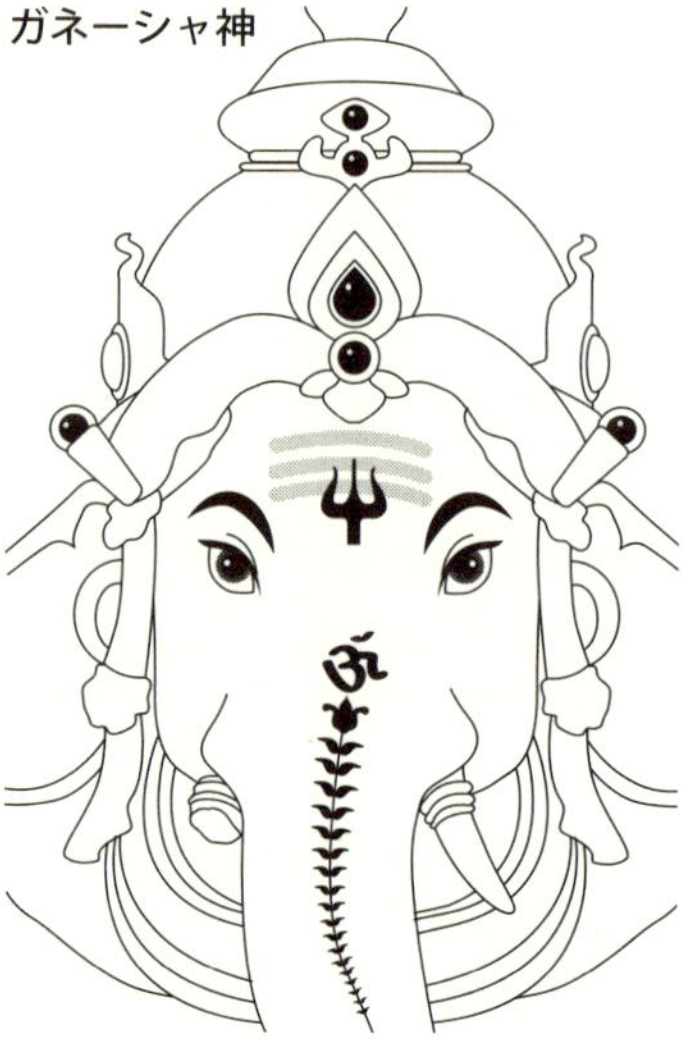

脳底部

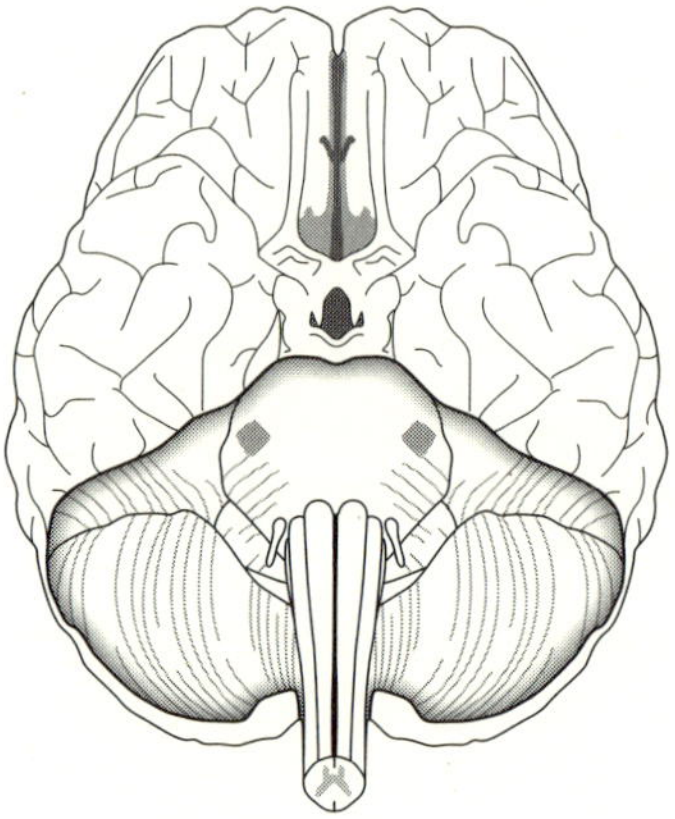

す神として崇《あが》められており、インドの家々の玄関先にはガネーシャ神を描いた絵が飾られていたりします。

さて、右の図をご覧ください。これは、脳を逆さまにして底から見たものです。太く囲まれた部分は「小脳」と「脳幹部」とよばれ、脊髄《せきずい》からのすべての感覚入力の通り道であり、大脳からのすべての運動出力の通り道になっています。

2つを見比べると、ガネーシャ神の顔と脳底部の形状がとても似ているのがわかります。ガネーシャ神の顔に相当する部分は「橋《きょう》」、耳に相当するのが「小脳」、長い鼻に相当するのが「延髄《えんずい》と脊髄」です。さらに、ガネーシャ神の目に相当するのは「三叉《さんさ》神経」であり、牙《きば》に相当するのが「顔面神経や内耳《ないじ》神経

シヴァ神

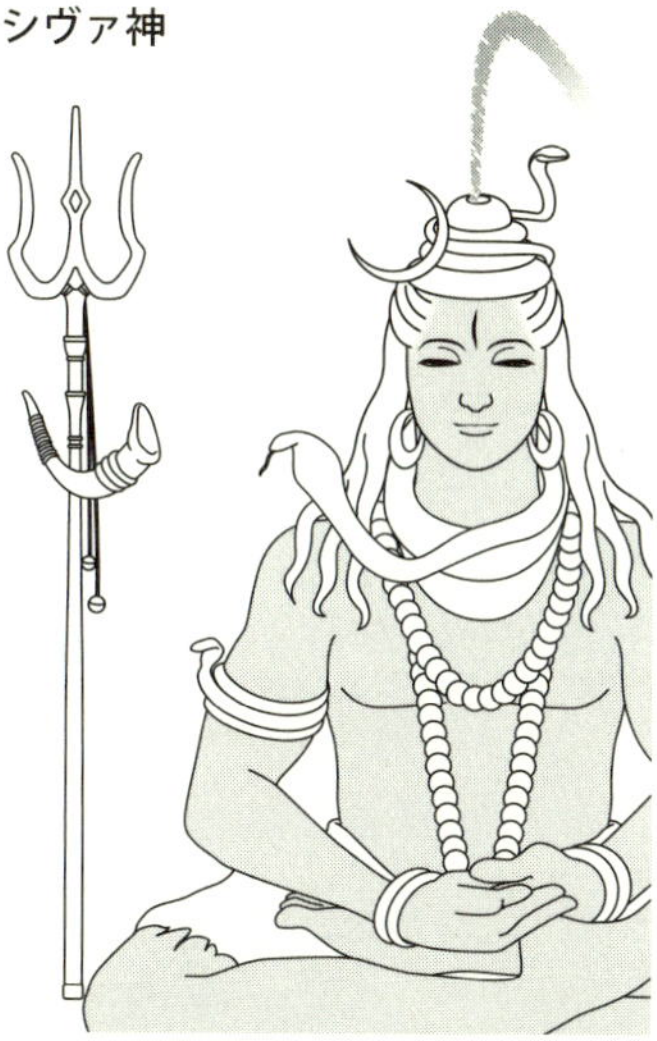

脳室

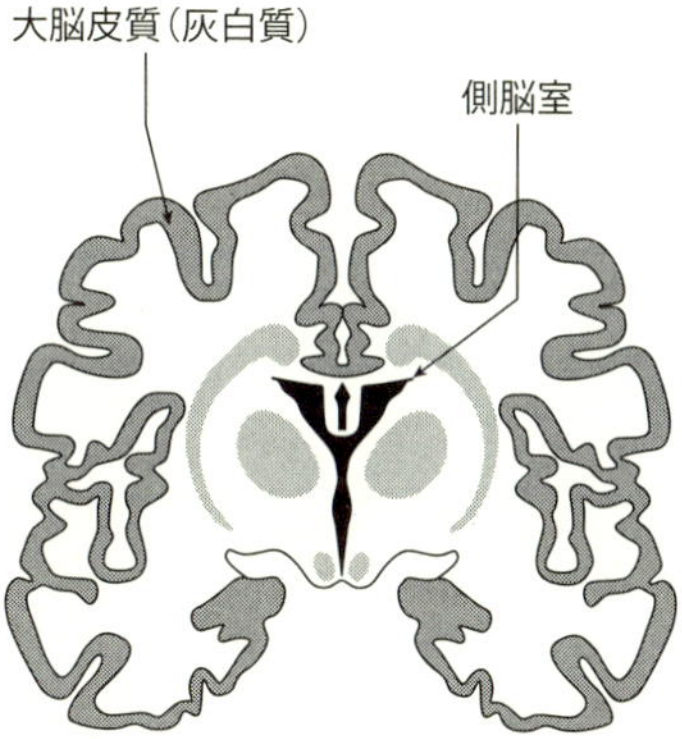

など橋から出る脳神経」に相当しています。

アーユルヴェーダでは、こうした類似はたんなる偶然ではなく、「神経系」が「神」すなわち自然法則のあらわれであることの証である、と考えます。

さらに、もう一つ紹介しましょう。

上の左は、先ほどのガネーシャ神の父親とされる「シヴァ神」を描いたものです。

シヴァ神といえば、ヒンドゥー教においては、ブラフマー神、ビシュヌ神とならぶ三大神の一つとされている非常に重要な神です。

このシヴァ神は多くの場合、灰色の肌に描かれ、頭から水が吹きでていて、首や身体にたくさん数珠《じゅず》を巻き、さらに三叉の鉾《ほこ》をもっています。

じつは、いまここで述べた特徴とまさに同

じものが神経系のなかにあります。それが93ページの右の図で示す脳室です。

図は大脳を前後に切断したもので、周辺の帯状の部分が大脳皮質（灰白質）、中央の三叉の部分が側脳室です。側脳室内部には、数珠状の脈絡叢《そう》とよばれる血管のひだがあり、ここから脳脊髄液が分泌《ぶんぴつ》されています。

つまり、両者を対比すると、肌の灰色は大脳の灰白質、三叉の鉾は側脳室、首に巻かれている数珠は脈絡叢、そして頭から吹きでている水は脳脊髄液というわけです。


わたしたちの頭のなかには、このようにまるで神々がいるかのようです。このことは、わたしたちの神経系はまさに自然法則のあらわれであると同時に、わたしたち自身がつねに自然法則と同調し、調和することができる存在であることを示していると、アーユルヴェーダでは説明します（Tony Nader "Human Physiology" Maharishi Vedic University）。

わたしたちは、神と同じ姿や機能をもつ、神へとつながる道という意味をもつ「神経系」をもっているので、自然法則という相対性を超えた絶対性、すなわち「ちょうどいい」を知ることができるのです。

24 こころに「悩み」が生じるとき

「ひとは、選ぶことができるから悩む」などといわれます。たしかに、わたしたちはさまざまなことに悩みますが、選ぶことができるから悩むわけではないのです。

もし、そうだとすると、「ひとは選ぶことができる」が「原因」で、「悩む」が「結果」ということになりますが、両者は厳密には原因と結果ではありません。

そもそもの話ですが、わたしたちのこの世界は相対的にできていますから、どこにでも原因と結果があります。

たとえば、試験に合格するという「結果」を出すには、一生懸命に勉強をするという「原因」が必要であり、健康であるという結果を維持するためには、いつも食事や生活を整えるという原因が必要です。

そう考えたときに、「悩み」という結果をもたらす「原因」は何か？　ということです。

それは「選択ができること」ではありません。それはまるで、「車が運転できる」（原因）から、「交通事故がある」（結果）といっているのと同じです。

「悩み」は、すべてのひとがもつ、決定することを本質とする「理知」が、宇宙や自然とのつながりにおいて、本来あるべき絶対性を失い、相対的に機能した結果、矛盾が生じるために起こるのです。

これまで説明してきたとおり、ひとの神経系は自然法則のあらわれであり、それゆえわたしたちは相対を超えた絶対の状態を自身の内側で知っています。それはつまり、どんな状態であれ、右か左かで悩むことはなく、つねに「ちょうどいい」を決定することができる理知をもっている、ということです。

理知は本来、宇宙や自然の法則を決定する絶対性にもとづいているため、そこに矛盾はありません。しかし、その理知が一人一人の理知として個別性をもつことによって相対的となり、これを選べば、あれを選べない、という矛盾が生じ、それが「悩み」として個別的なところに生じるのです。

さて、ここでわたしたちの悩みの一つでもある、「執着《しゅうちゃく》」についてふれておきましょう。

医者からも減らすようにいわれているし、身体によくないとわかっているが、どうしても毎晩飲んでしまう、というひとは珍《めず》しくありません。

つまり、アルコールに対する執着があり、それを手放すことができないという悩みです。

執着とは、対象となる何かに強くこころが惹《ひ》かれ、それにとらわれてしまうことですが、多くの場合、執着によって物事が複雑化し、わるい方向へ進みがちです。

そもそも執着とは、アーユルヴェーダの観点で説明すると、こころの不活発性が優位となり、快楽をもたらす対象にこころが奪われ、まわりが見えなくなってしまうことをいいます。アーユルヴェーダでは不活発性のことを「タマス」とよび、「覆い隠す」という質をもちます。

そのために、不活発性が優位である小さなこどもは、自我が覆い隠されており、まだ自分という感覚をはっきりもつことができません。また、長い時間眠るのも、意識そのものが覆い隠されているからです。

このように、なんでも覆い隠してしまう不活発性が優位だと、自分の意識が対象となる何かに奪われてしまい、自分やまわりが見えなくなってしまいます。そして、その対象が自分に対して快楽をもたらすものであるとき、それを「執着」とよび、反対に苦痛をもたらすものであるとき、それを「憎悪《ぞうお》」とよぶのです。

つまり、執着と憎悪は、ともに不活発性によって意識が対象に覆い隠された状態です。そのために、理知のはたらきは当然のごとく各種の矛盾を引き起こし、自分や周囲に対してちょうどいい状態を決定することはできません。

不活発性による覆い隠す質をこころから取り除き、理知が自他にとってちょうどいい決定をするためには、純粋性が優位になっていく必要があります。アーユルヴェーダでは純粋性のことを「サットヴァ」とよび、観察する質をもっています。

サットヴァが優位となったこころは、物事を静かに観察し、その純粋さによって、何がちょうどいいのかを知り、適切な理知のはたらきを導きます。

そのようなとき、ひとは寛容となり、執着や憎悪から自由になるのです。

25 「執着」を脱する法

何かに執着をしているとき、それを手放そうと無理をしてはいけません。なぜなら、執着はこころの不活発性によるものであり、その原因を取り除かずに、頑張って執着している対象だけを自分から切り離そうとすることは、こころだけではなく、からだにも大きな負担をおわせてしまうからです。

よく見かけるのがダイエット後の体重のリバウンドです。

食事に対する執着によって過食気味となり、体重が増加し、これではいかんと頑張って減食し、なんとか５キログラムやせはしたものの、気を抜いたら過食して一気に体重が増加し、かえって太ってしまった、というものです。

執着によって体重が増加している時点ですでにからだにはストレスがかかっており、さらに執着を残したままダイエットをしているのでこころのストレスが加算され、気がつけばこれまで以上に食べてしまい体重が増加してしまうのです。

執着の原因は、こころの不活発性が優位になっていることですから、ダイエットをする以前に、不活発性を減らすようにすることが大切です。

こころの純粋性を増やし、不活発性を減らす方法として、食事について紹介し（74ページ参照）、さらに、とくにこどものこころの成長のために大切なポイントをまとめましたが、ここではおとなに対するとてもよい方法を紹介しましょう。

それは、瞑想《めいそう》です。

瞑想は、アーユルヴェーダを代表とする東洋医学では、こころのストレスを浄化《じょうか》し、さらにからだのバランスを整える方法として、広くとりいれられています。

本書で紹介する瞑想は、**超越瞑想**（Transcendental Meditation＝ＴＭ）というもので、著者自身も20年以上おこない、また診療でも必要と思われる方にすすめているものです。

TMは、日に2回、朝と夕方に、各15～20分ほど、快適な空間で目をとじ、座っておこなうとても簡単な方法です。

わたしたちは普段、願望をもちながら、目や耳をとおして外界に注意を向け、手や足を使って活動することで、その願望をかなえようとしています。何かを見る、どこかに出かける、何かをする、誰かに会う、何かを手にする、などのすべての行為は、理知が五感（聴覚、触覚、視覚、味覚、嗅覚）あるいは行動器官（手、足、口、排泄《はいせつ》器官、生殖器官）などのはたらきを決定することでなされています。

TMは、理知がこうした外に向かう活動から離れ、こころの内側に向かい、枠《わく》のない純粋な意識を体験するためにおこなわれるものです。

このとき理知は、個別性をもたらす自我という枠を超え、絶対性を体験します。

つまり、矛盾をもたらしていた相対性を超えて、統一された絶対性を体験することで、理知のはたらきは完全になることができます。

「わたし」、すなわち自我という枠のない純粋な意識の体験は、わたしたちにとても大きな喜びをあたえてくれます。

わたしたちは、すべてのひとが自我をもっており、この「わたし」という感じを人生の主人公として過ごしています。

赤ちゃんのこころはタマス（不活発性）が優位であるため、自我が覆い隠されており、彼らははっきりとした「わたし」という感覚をもちません。

やがて成長し、活動性（アーユルヴェーダでは「ラジャス」といいます）が優位になってくると、こころは言語をもつようになり、思考という機能をとおして自我をとらえることで、自分をいくらか客観視できるようになっていきます。

たとえば、わたしは男である。わたしは小学生である。わたしはひとよりも足が速い。わたしはクラスでいちばん背が高い、などのように、「わたし」という個別性を特定する要素を、具体的な思考（言語）によって特定していくようになっていきます。

そして、より成長が進み、純粋性（サットヴァ）が増えていくと、「わたし」という感覚を、より概念的、より抽象的なものとしてとらえていくようになります。

わたしはやさしい人間である。わたしは努力することが得意である。わたしは料理を人に振る舞うことが好きだ。わたしはきちんとやり遂げることが苦手《にがて》で、なんでも途中でやめてしまう傾向がある、などのように、さまざまな要素を関連づけ、「わたし」という概念を構築していくようになっていくのです。

しかし、こうした自分を構築している要素のすべては相対的であり、絶対的なものではありません。

その証拠に、それらはつねに同じではなく変化してしまいます。

普段はやさしいが、ときどき気が短くイライラすることがある。好きなことはいくらでも努力できるが、きらいなことは努力できない。気分が落ちているときは、料理を振る舞うことが億劫《おっくう》になる。たしかにやり遂げることが苦手だが、神経質なくらい細かいことが気になることがあるなど、自我を構成する要素は、ある一定の傾向をもっていますが、必ずしも同じではなく変化するものなのです。

26 「意識が」「意識を」「意識する」

つまり、自我は、たしかに人生の主人公であり、「わたしという感じ」ではありますが、その内容は変化してしまうために、「わたしそのもの」にはなり得ないのです。

この点について、もうすこしくわしく説明しておきましょう。

こころを構成する要素として、「自我」と「理知」と「心」の3つをあげ、簡単に説明しました（33ページ参照）。

自我は、人生における主観面（つまり、わたしという感じ）をあたえる基本であり、心はその主観面に何かしらの対象を与えるために感情を抱き、思考する機能であり、理知はなんでも心のはたらきを決定します。

このように、自我はあくまでもこころという主観面を構成する要素であり、いってみれば、刻々と変化する「過程」にすぎず、変化しない実体があるわけではないのです。

では、変わることのない「わたしそのもの」とはいったい何なのでしょうか？

通常わたしたちは、自我、あるいはこころが、「わたし」であるかのように感じていますが、どちらも変化する「過程」であるため、わたしそのものではありません。

また、からだも、わたしを示し、あらわしているように思えますが、からだの細胞の9割以上は1年で入れ替わり、まったく新しい細胞になってしまうことからもわかるように、わたしの本質ではありません。

わたしそのもの、わたしの本質は、こころ（自我をふくむ）でも、からだでもないものです。それは、けっして変わることのないものであるべきです。

アーユルヴェーダでは、そうした変わることのないものを「純粋意識」ということばで表現します。

純粋意識とは、英語で表記すると「Pure Consciousness」となり、わたしたちが通常いうところの「意識（Consciousness）」の本質です。

意識とは、「気づき」あるいは「目覚め」であり、自我による「わたしという感じ」、理知による「決定」、そして心による「思考」や「感情」などの根底をなすものです。

意識の最大の特徴は、意識は意識自身で意識があることに気がついている、という点です。じっさい、わたしたちは誰もが、自分に意識があることを知っています。それは、意識が、意識を、意識することができる存在だからです。

なんだか禅問答《ぜんもんどう》みたいになってしまいましたが、この「意識が」「意識を」「意識する」という3つは、意識の構造であるといわれています。

アーユルヴェーダでは、「意識が」に相当する観点を「リシ」とよび、意識の主体面と理解します。また「意識を」に相当する観点を「チャンダス」とよび、意識の客体面と理解します。そして「意識する」に相当する観点を「デーヴァタ」とよび、意識の過程面と理解します。

意識というのは、それ自身で目覚めた存在です。つまり、意識は意識そのものでありながら、同時にリシであり、デーヴァタであり、そしてチャンダスです。アーユルヴェーダでは、このことを「１＝３」と表現し、「意識の構造」と説明しているのです。

さて、アーユルヴェーダではさらにこの構造から、こころとからだが構築される、と説明しています。

こころは、意識の「意識する」（デーヴァタ）を根底とする、主観的な経験の場であり、からだをはじめとする物質は、意識の「意識を」（チャンダス）を根本とする、客観的な経験の場である、とします。そして、意識の「意識は」（リシ）は、「真我《しんが》」とよばれ、意識の目覚めの状態を示しています。

そして、前に紹介した意識の本質である純粋意識は、「１＝３」の「１」に相当する存在であり、リシ、デーヴァタ、チャンダスの３つの意識の側面が統一された状態を示しているのです。

27 「意識の目覚め」と瞑想

意識そのものは、触れたり、見たりなど、五感でとらえることができないために、それをことばで説明することはとてもむずかしいですね。しかし、誰にも意識はあり、意識があるからこそ、いまここに自分がいることや、考えることや、からだがあることを知ることができます。

本書で紹介しているTMという瞑想法は、わたしたちの通常の気づきの意識が、こころという主観的な体験の場や、からだという客観的な体験の場を超越し、リシ、デーヴァタ、チャンダスが統一された純粋意識を体験するためのものです。

このとき、わたしたちの意識は純粋な目覚めとなり、**自我を超えた大我《たいが》を体験**します。そして、瞑想による純粋意識の体験を幾度も幾度も繰り返していくうちに、理知は大我という絶対のレベルから機能することができるようになっていくのです。

理知のはたらきが恒久的《こうきゅうてき》に絶対のレベルから機能できるようになるためには、一度や二度の瞑想によって純粋意識を体験するだけでは不十分です。

わたしたちの意識は、日常において、日中の目覚めの状態、夜の寝ている状態、そして夢を見ている状態の3つのいずれかであり、神経系もそれに応じた状態で機能しています。

純粋意識の状態は、これら3つの意識状態とは異なる4つめの意識状態であり、神経系もまた異なる機能状態を呈しています。つまり、神経系が4つめの意識状態に親しむためには、毎日瞑想をおこない、繰り返し純粋意識を体験していく必要があるのです。

そして、神経系が毎日純粋意識の機能状態を体験することで、その状態に親しんでいくと、瞑想をしていない通常の機能状態である3つの意識状態においても、純粋意識を体験するようになっていきます。

つまり、意識が目覚めの状態で日中の活動をしているときに、純粋意識の体験をするようになり、理知のはたらきが絶対のレベルから機能するようになっていくのです。

瞑想をつづけていくと、すこしずつその体験は目覚めの状態から夢を見ている状態や眠りの状態にまで広がっていきます。

たとえば、わたしたちが夢を見ているとき、意識はその夢の状態となっているため、自分自身がいま夢を見ているということを意識しません。まさに夢のなかにいて、追いかけられていたり、笑っていたり、怒っていたりするでしょう。

しかし、純粋意識が定着していくと、意識はそれ自身に「目覚め」るため、こころが夢を見ていることを目撃するようになっていきます。そして、さらに純粋意識の定着が進むと、夢を見ていない完全な眠りの状態においても、意識の目覚めが失われなくなり、自身が寝ていることを目撃するようになるのです。

このようにして、意識は完全な目覚めの状態を獲得していき、理知のはたらきは恒久的に絶対のレベルから機能するようになっていくのです。

ＴＭは、その知識に精通し、トレーニングを積んだ専門の教師から、マンツーマンで教わります。巻末に、問い合わせ先を紹介しますので、興味のある方は、ぜひ実習をしてみてください。

28 ストレス浄化とこころのリラックス法

ＴＭは正式な瞑想ですが、まだそれを習うまではないけれども、こうしたものに興味があり、その味わいを体験したいという方向けの方法があります。この方法はＴＭに準じた方法であり、こころやからだを休息させ、わたしたちが日常で受けているさまざまなストレスをある程度浄化することができる、とても簡単なよい方法です。

具体的なやり方を紹介しますので、まだＴＭを実習されていない方は、ぜひトライしてみましょう。

●アーユルヴェーダ式リラックス法のやり方

まず、自分が安心できる、静かな環境を選び、ここちよいと感じる姿勢で座ってください。椅子に座ってもよいし、あぐらをかいてもけっこうです。もちろん、結跏趺坐《けっかふざ》（座禅をするときの足の組み方）を組んでいただいてもけっこうです。大切なのは、快適に座る、ということです。

座ることができたら、目を閉じます。このとき、音楽やアロマなど、五感にはたらきかける要素はできるだけ省《はぶ》きます。目を閉じたら、しばらくそのままにします。

特別に何かを思う必要はありません。ただ、目を閉じ、こころに何か思いが浮かべばそれをそのまま見たり、あるいは聞いています。

もし、からだのどこか、痛いところや、居心地のわるいところがあれば、そこに軽く注意を向けます。首や肩がこっているかもしれません、腰が痛いかもしれません。胸がすこし苦しいかもしれません。そうした、からだの具合のわるさに、軽く注意を向けて、それを楽にながめます。

しばらくすると、自分がまったく違うことを考えていることに気がつくかもしれません。そうしたら、またからだの具合がわるいところに楽に注意を向けて、静かにそこを感じます。

このとき、強く何かを念じたり、またからだから注意がそれないように力んだりはしません。ただ、楽に痛いところや、感じるところをながめるだけです。

そのようにして、およそ5分から長くて10分程度、目を閉じます。そして、からだをながめるのをやめて、しばらくしたら目を開けます。これで終わりです。

このリラックス法のポイントをまとめると次のようになります。

①快適な空間で、快適な姿勢で座っておこないます

②目を閉じて、しばらくしたら、自分のからだのどこか、何かを感じるところに楽に注意を向けます

③注意を向けるときに、決して何かを念じたり、あるいは注意がそれないように力んだりしません

④からだから注意がそれたことに気がついたら、また楽にからだのどこか感じるところに注意を向けます

⑤5分から10分程度おこなったら、からだに注意を向けるのをやめます

⑥すぐに目を開けず、しばらくしたら目を開けます

このリラックス法は、TMと同じように、朝と夕方の2回おこなうと、とても効果を感じ

ることができるでしょう。

朝は、起床後、顔を洗ったり、歯を磨いたあと、朝食の前がよいでしょう。夕方は、４時から６時の間が理想的です。もし、この時間が忙しければ、夕食の前におこなうようにしましょう。

規則的にこのリラックス法を実践していると、こころが楽になっていることを実感するはずです。

こころがリラックスしていると、次のような４つの特徴があらわれます。

１つめは、「直観」が増えてきます。

直観は、前に触れましたが（87ページ参照）、瞬時に物事の本質を見る能力であり、リラックスした状態のこころがもつ、より洗練された知能のことです。

直観がはたらくようになると、ひとは何かと何かを比べることがなくなっていき、そのものに対する親しみが増していくために、そのときどきを「楽しむ」ことができるようになります。これが２つめの特徴です。

そして、楽しむことができるようになると、ひとは自分とは違うものを遠ざけたり、避けたりしなくなり、むしろ憐《あわ》れみのこころが育ち、こころの「幸福が大きくなる」のです。これが3つめの特徴です。

そして、幸福が増すと、ひとに依存したり、頼ったりしなくなっていき、自立性が育ち、やがて「願望の達成が速くなっていく」のです。これが4つめの特徴です。
①直観がふえる、②そのときどきを楽しむことができる、③幸福が大きくなる、④願望の達成が速くなる、という4つ特徴は、こころがリラックスすることで可能になる、こころが成長している証といわれています。

第4章

本来の自分をとり戻す

29 自分の欠点や短所ばかりに目がいくひとへ

どんなひとにも得意分野や長所があり、それは数えてみると意外なほどにたくさんあります。

たとえば、あるひとは体力があり、上手に字を書き、歌がうまく、料理が得意で、愛情が深く、またあるひとは記憶力がよく、ひとの話を正確に聞き、車の運転が得意で、同時に複数のことをこなすことができる、などさまざまあります。

しかし、残念なことに多くのひとは、自分の得意分野や長所に目がいかず、むしろ欠点や短所ばかりを指摘し、責めています。

「自分はやりっ放しの性格で、何でもきちんと終わらせたりすることができない。使ったものも出しっ放しで、使いたいときにどこにいったかわからないし、家を出たあとに暖房のスイッチの切り忘れが気になり、家に見に帰ったことが何度もある」という方がいます。

たしかに、こうして並べると、いかにもやりっ放しはよくないことで、短所であるかのように思えますが、じつはこれ、誰もがもっている「堅実性」という気質が関係しているもので、見方によっては長所にもなるのです。

3つのドーシャにもとづく「体質（プラクリティ）」（27ページ参照）とは別に、ひとには9つの「気質」があり、個人個人で各気質の強さが違うために、それがひとそれぞれの特定のパターンとして分類されます。

9つの気質は、ひとの生命をつかさどる9つのカテゴリーに関係しているので、わたしはそれを「カテゴリー分類」とよんでいます。

●カテゴリー分類

カテゴリー	気質	表のタイプ	裏のタイプ
意思	内在性	もごもご派	ぺらぺら派
自我	主体性	知りたい派	やりたい派
理知	過程性	外出派	在宅派
心	対象性	献身派	個人派
空	空間性	いつも家族派	たまに家族派
風	主張性	事後承諾派	同意依存派
火	堅実性	きちんと派	だいたい派

水　創造性　芸術派　現実派
土　反響性　三本派　圏外派

9つのカテゴリーのうち、自我、理知、心がこころの3つの要素であり、空、風、火、水、土がからだの5つの元素であることはすでに説明しました（33ページ参照）。さらに、アーユルヴェーダでは生命を構成する要素として「意識」をとりあげ、意識のあらわれとしての「意思」を9つめのカテゴリーとして数えます。

この9つのカテゴリーは、もちろんすべてのひとがもっているものですが、それが気質としてあらわれたとき、各個人によって強さが異なり、強い場合を表のタイプ、弱い場合を裏のタイプとして分類します。

たとえば、火のカテゴリーが気質としてあらわれると「堅実性」になります。これは、自分にかかわる物事の枠《わく》をきちんと決める気質です。

堅実性の強い表のタイプは「きちんと派」とよばれ、なんでもきちんと枠をもっており、その枠内をきちんと管理し、最後まで見届け、そして完了させようとします。

きちんと派は、新しいことをはじめるときに、まずどこまで自分がやればいいのかを確認し、一度はじめたら途中でその範囲を変更せず、ひとがその範囲にかかわることをきらい

（なぜなら、自分できちんと管理したいから）、余力があってもその範囲以外をおこなおうとはせず（なぜなら、それは自分の範囲ではないから）、できればそれが終わるまでは違うことをしたくないと思い（なぜなら、他のことをやると、いまやっている範囲がわからなくなるから）、最後までそれをおこない、自分が納得いく形で終わらせたら、もう二度とそれを見ません。

一方、堅実性の弱い裏のタイプである「だいたい派」は、新しいことをはじめるときに、きちんと範囲を確認せず、だいたいこんな感じで見切り発車をし、途中で範囲が変更されても、誰かが干渉してきてもあまり気にならず、そしていくらか終わりが見えてくると飽《あ》きてきて、違うことに目がいき、まだちゃんと終わっていないのに、いつの間にか別のことをやっています。

両者の区別ができる、わかりやすい例をあげましょう。

そば屋でそばを食べて、勘定をすませて店の外に出てから、自分が使った割り箸《ばし》がどうなっているかを明確に思いだせるなら、おそらくきちんと派です。

きちんと派は、そばを食べ終わり、箸をお盆の上にきちんとおき、自分の中で「終わり」を確認してごちそうさまです。

一方、だいたい派は、そばを食べ終わる前からすでに次のことを考えはじめ、食べ終わったときに箸は無意識にどこかにおき、そして勘定をして店を出てしまいます。つまり、食事の明確な終わり、という枠がないのです。

30 自分を失うときのパターン

さて、すべての人はきちんと派かだいたい派のどちらかですが、おもしろいことに、多くのきちんと派が自分のことを融通《ゆうずう》がきかないとか、鈍《どん》くさいなどと短所としてとらえ、だいたい派のように同時並行でいろいろなことができる人間になりたいと願います。

また、反対にだいたい派は、自分のいい加減なところ、なんでも終わりきらないクセをよくないと決めつけ、きちんとやり終えるきちんと派のようになろうと努力します。

しかし、こうした**自己否定にもとづく努力は実を結ぶことはなく、むしろ自分をねじ曲げ、ストレスをふやし、心身のバランスを乱し、疲れさせてしまいます。**

あるこどもがきちんと派であるとしましょう。その子は何をするときも、まずそれが自分にできるのか、どこまで、いつまでにやればいいのか、という枠をきちんと求め、それが確認されるまでは行動に移さないため、一見すると身軽さがなく、また一度はじめると途中変更ができないために、周囲のおとなからは融通のきかない、鈍くさいこどもとうつるかもしれません。そして、親はこどもに、もっと速くやりなさいと急《せ》かすでしょう。

また、別のだいたい派のこどもは、新しいものにすぐ手を出し、そのくせ途中で飽きてやめてしまうために、根気のつづかない、中途半端なこどもとうつるかもしれません。そして親は、なんでも一度はじめたことは最後までやりなさい、と叱《しか》り、その子の気質を否定するに違いありません。

しかし、もう気づいたと思いますが、きちんと派を融通のきかないこどもと決めているのは、そのようにその子を見ているおとなであり、だいたい派を中途半端なこどもと決めつけているのも、そう見ているおとなです。

つまり、どちらも、本来の気質を否定的に見る見方がそこにあるだけのことで、本質的によい、わるい、ではなく、つまり**長所や短所というものは、気質をどう見るかで決まるだけ**のことなのです。

そして、自分の気質を否定されたこどもは、親のいうことを聞き、自分はよくないのだからと判断し、直そうとするでしょう。こどもにとって親の存在は絶対的ですし、親が正しくて、自分が間違っていると思うのはある意味当然です。結果、きちんと派のこどもはだいたい派になろうと頑張り、だいたい派のこどもはきちんと派になろうとして、いつの間にかまるでそうであるかのように振る舞えるようになっていくのです。

しかし、いずれにしてもそれが自分の気質であるかのように偽《いつわ》り、無理をしているので、本来の自分の気質らしさというものを失います。

たとえば、車には荷物を運ぶ（運搬）という気質があり、それが強い（表のタイプ）車である「ダンプカー」は、工事現場が適正な場所です。しかし、ダンプカーを買い物をするためのショッピングカーとして街中で乗りまわすことは、とても無理がありますし、そもそも他の車の迷惑になってしまいます。

ダンプカーをショッピングカーとして使ってしまうと、その気質を生かすことができず、むしろその気質がもっている「大きさ」という要素が短所としてあらわれてしまいます。

これと同じことが、偽《にせ》のだいたい派や、偽のきちんと派にもいえます。

偽のだいたい派は、本来もっているきちんと派の気質である、一つ一つ丁寧《ていねい》にきちんと終わらせる、という堅実性を生かすことができず、物事がただ雑になり、自分も不安定になってしまい、また偽のきちんと派は、本来もっているだいたい派の気質である、一度に複数のことを処理する多彩さを失い、とにかく終わらせよう、終わらせようと神経質になってしまうのです。

すべてのひとが、「才能」をもっています。それは、もって生まれたそのひとの素質であり、いい換えればその人の気質が生かされたものをさしているのです。

31 「9つの気質」表のタイプ、裏のタイプ

では、カテゴリー分類の各気質について簡単に説明しながら、９つの表および裏のタイプの才能について、見ていきましょう。

①内在性――思ったことや感じたことが言葉として頭のなかにたまる気質

この気質が強い表のタイプは、思ったことや感じたことをすぐに言葉にできません。一方、裏のタイプは、その場で口にすることができます。

◆表の「もごもご派」の才能は「物事を熟考する」です。
◆裏の「ぺらぺら派」の才能は「表現の豊かさ」です。

②主体性――物事を他と区別し、特定する気質

この気質の強い表のタイプは、知的に理解し、なるほどと納得することを好む傾向があります。一方、裏のタイプは、物事を感性でとらえ、行動していくことを好む傾向があります。

◆表の「知りたい派」の才能は「対象を詳細に分析する」です。
◆裏の「やりたい派」の才能は「対象を他と比較せずに受けとめる」です。

③過程性――移動することを好む気質

この気質が強い表のタイプは、休日に一日中家にいることはなく、用事がなくても外出する傾向があります。一方、裏のタイプは、用事がなければ家にいますが、用事があればどこにでも出かける傾向があります。

◆表の「外出派」の才能は「身軽さ」です。
◆裏の「在宅派」の才能は「安らぎ」です。

④対象性――物事を広くとらえる気質

この気質が強い表のタイプは、物事を広く、かつ漠然ととらえる傾向があります。一方、裏のタイプは、物事の焦点をしぼり、興味の対象に邁進《まいしん》する傾向があります。

◆表の「献身派」の才能は「いつでもたぶん大丈夫という自信がある」です。
◆裏の「個人派」の才能は「何かに向かっていく勇気がある」です。

⑤空間性——家族に拘束されやすい気質

この気質が強い表のタイプは、家族の言動に縛られやすい傾向があります。一方、裏のタイプは、家族と離れると家族のことを忘れてしまう傾向があります。

◆表の「いつも家族派」の才能は「家族と過ごす喜び」です。

◆裏の「たまに家族派」の才能は「家族と離れて暮らすことができる」です。

⑥主張性——自分の考えを貫《つらぬ》こうとする気質

この気質が強い表のタイプは、なんでも決めたことは人に相談せずに実行する傾向があります。一方、裏のタイプは、決めたことを人から「それでいい」といわれると安心する傾向があります。

◆表の「事後承諾派」の才能は「すべて自分の判断でできる」です。

◆裏の「同意依存派」の才能は「人の意見を聞く協調性」です。

⑦堅実性——物事の枠を決める気質

この気質が強い表のタイプは、自分の範囲をきちんと管理しながら進め、最後までやり遂げようとする傾向があります。一方、裏のタイプは、だいたい把握《はあく》しながら進め、途中で飽きて最後まで行かずにやめてしまう傾向があります。
◆表の「きちんと派」の才能は「きちんと管理してやり遂げる」です。
◆裏の「だいたい派」の才能は「同時に複数のことができる」です。

⑧創造性——新しい発想が自然に浮かぶ気質

この気質が強い表のタイプは、いままでにない自分だけの発想で物事を創《つく》ろうとする傾向があります。一方、裏のタイプは、既存のやり方やルールにしたがってやろうとする傾向があります。
◆表の「芸術派」の才能は「オリジナルを追求する」です。
◆裏の「現実派」の才能は「現実に即した言動をする」です。

⑨反響性——ひとが発している想いを感じとる気質

この気質が強い表のタイプは、感受性が高く、ひとが思っていることを敏感に感じとります。一方、裏のタイプは、感受性が低く、その場にそぐわない言動をしがちです。
◆表の「三本派」の才能は「ひとの求めに敏感に応じることができる」です。
◆裏の「圏外派」の才能は「いつでも自分のペースで行動できる」です。

32 自分の気質を知るチェックリスト

では、自分の気質をチェックしてみましょう。

以下の９つの気質に関し、自分のことだと思う項目にチェックし、３つ以上に該当《がいとう》したら表のタイプです。

①内在性（表「もごもご派」　裏「ぺらぺら派」）
□予期しない質問にとっさに答えるのが苦手《にがて》である
□いわなくてもわかってほしい、と思うことがよくある
□整理しないで話し、あとで「こういえばよかった」と後悔することがある
□自分でも何がいいたいのかわからないことがある
□ひとに話す前に、いいたいことを頭のなかで何度も繰り返す傾向がある

②主体性（表「知りたい派」　裏「やりたい派」）

□興味のあることを知って「なるほど」と納得するのが好きである
□なぜそうなのかという理由や、他と区別するポイントを知ると得した気分になる
□自分と他人を比較し、劣等感をもったことがある
□新しい機種が発売されると、その機能の違いに惹《ひ》かれて買う傾向がある
□血液型や星座などの、ひとの特徴像を分類する方法に興味がある
□いわゆるウンチクや雑学ものが好きである

③過程性（表「外出派」裏「在宅派」）
□休日に、一日中家にいるなんてもったいないと思う
□新幹線や飛行機に乗って出かけるのが好きだ
□目的地にそれほど興味がなくても、旅行するのは好きだ
□家と職場の往復だけの生活だと息がつまってしまう
□目的地もなく、ただドライブするだけでもうれしい

④対象性（表「献身派」裏「個人派」）
□いつも漠然としていて、自分でもはっきりしない感じがある

□専門家といわれるひとに憧《あこが》れる傾向がある
□いつも根拠のない自信がある
□うまくいっていないときでも、たぶん大丈夫だと思っている
□神、あるいは大いなる存在を信じ、畏《おそ》れる傾向がある

⑤空間性（表「いつも家族派」　裏「たまに家族派」）
□家族の都合や状況に、振りまわされやすい傾向がある
□家を出ているときも、家族のことがなんとなく気になる
□家族全員が健康で問題がない状態をいつも望んでいる
□たとえ仕事が忙しくても、遊びが楽しくても、家族のことを考えている自分がいる
□仕事をきちんとするためには家族の協力が必要だと感じる

⑥主張性（表「事後承諾派」　裏「同意依存派」）
□自分が決めたことを、ひとに意見されることがきらい
□決めたことをいちいちひとに確認する必要は感じない
□自分の意見や考えを主張し、通しても罪悪感《ざいあくかん》はない

□ 我《が》が強くてわがままだといわれたことがある
□ 大事な決断を一人でして、実行しても不安ではない

⑦堅実性（表「きちんと派」 裏「だいたい派」）
□ 何かをはじめるときは、その範囲をきちんと把握しようとする
□ 一度はじめたら、きちんと最後まで終わらせる。途中でやめて、違うことはしたくない
□ 急な予定変更が苦手。できれば予定どおり進めたい
□ 同時にいくつものことを進めて作業するのは好きではない。できれば一つあるいは二つぐらいに絞《しぼ》りたい
□ 突然の誘いで出かけるのは好きではない。前もってわかっていたい

⑧創造性（表「芸術派」 裏「現実派」）
□ こどもの頃から何か（物、料理、お話など）をつくるのが好きだった
□ 誰かの真似《まね》をするのがきらいである。ひとに真似をされるのもきらいである
□ 決まりどおりのことをするなら、自分がやらなくてもいいと思う

□そのときどきのアイデアで料理をつくるので、同じものがつくれない
□きちんと基礎や知識を身につけるのが苦手である

⑨反響性（表「三本派」　裏「圏外派」）
□一緒にいる人が自分に何を求めているかがすぐわかる
□ひとと一緒にいると疲れてしまうので、一人になりたいとよく思う
□人のからだに触れると、そこが痛いとか、気持ちがいいなどがすぐにわかる
□文章を読めばそのひとのいいたいことがすぐにわかる
□同僚や友人の誘いを断るのが苦手である

33 何をすれば自分が生かせるか

気質から生じる才能は、それぞれ独立をしていますが、相互に関係しあい、総合的にその方の個性や長所となってあらわれます。

多くの場合、ひとは自分のそうした個性や長所をわかっていて、それを生かした職業に就《つ》

こうとします。

いくつかの表と裏の組み合わせのパターンを見ていきながら、個性と職業との関係を解説していきましょう。

■パターン①
もごもご派　知りたい派　在宅派　献身派　いつも家族派
同意依存派　きちんと派　現実派　三本派
このパターンの方は、温厚でまじめな印象があり、こつこつと積みあげていく仕事ぶりは堅実です。人の気持ちを察して配慮しますが、ひとに自分の思いを表現せず、どこか漠然とした雰囲気があるでしょう。
そして、こうした方は、会社の経理職、社会保険労務士、司法書士などのような、あまり人と話をする必要がなく、知識を学び、それにもとづいてきちんと管理をするタイプの仕事を得意とし、こうした職場や職種で自分が生かされていると感じます。

■パターン②
ぺらぺら派　知りたい派　外出派　献身派　たまに家族派

事後承諾派　だいたい派　芸術派　圏外派

このパターンの方は、よくしゃべる快活な印象があり、誰からも束縛《そくばく》されずに自分らしさを追求し、さまざまな場所に出かけることが多いでしょう。

こうした方は、会社員のような定時に出社する仕事は向かず、フリーであちこちに出かけることが多く、かつライターやカメラマンのように創作する仕事が性に合っています。

会社員の場合は、企画を担当したり、営業職のような、自分でアイデアを出し、采配《さいはい》し、決断し、移動することができる仕事を得意とするでしょう。

■パターン③

もごもご派　やりたい派　外出派　個人派　たまに家族派
事後承諾派　だいたい派　現実派　圏外派

このパターンの方は、自己主張が強く、自分のやりたいことがはっきりとしており、あまりまわりの目を気にせず、自分の判断だけでそこに向かっていくことができるでしょう。

こうした方は、外科医や弁護士のような専門分野のあるプロフェッショナルや、陶芸家やピアニストのような、自分の道を追求していく職業が合っています。

■パターン④

ぺらぺら派　やりたい派　在宅派　個人派　たまに家族派

同意依存派　きちんと派　芸術派　三本派

このパターンの方は、本質的には自分のことをしゃべるのが得意ですが、自己主張は強くなく、ひとの思いを察するために、口数の少ない温厚な印象があります。ひとの話には耳を傾け、仕事もきちんとしていますが、どこか変わった印象があります。

こうした方は、洋服の販売員やヘアメイクアーティストのような、自分のセンスを生かして客の希望をかなえる仕事や、推理小説家や建築家のような、綿密さと豊かな発想力を生かした仕事が合っているでしょう。

少し解説をしましょう。

パターン①の方は、もごもご派、献身派、同意依存派、三本派と、自己主張をする傾向の少ない気質がそろっているために、温厚な印象があります。そして、きちんと派と現実派ですから、ルール通り、最後まで丁寧に仕事をおこなう傾向があります。

パターン②の方は、ぺらぺら派、事後承諾派、圏外派と、自己主張をする傾向が強い気質がそろっており、さらにだいたい派と芸術派ですから、けっして型にはまらない行動をしようとします。

パターン③の方は、やりたい派、個人派、事後承諾派ですから、明確な目標に向かって自分の道を進む傾向があり、そのうえ、たまに家族派と圏外派ですから家族や周囲のことがあまり気になりません。自分がやりたいことに専念するタイプです。

パターン④の方は、ぺらぺら派で個人派ですから、自己主張の気質を強くもっていながら、同時に同意依存派と三本派ですから、ひとを受容する気質もあります。また、個人派できちんと派ですから、自分がやりたいことにフォーカスしてしっかりやりますが、その内容は芸術派なので、ユニークだったりします。

34 自分のあるべき姿でいるために

このように、ひとはそれぞれに固有の気質パターンをもっており、それがその個人の個性や長所となってあらわれ、多くの場合、それに合った仕事に就いています。

自身の生命を喜び、そして楽しみながら、他の生命のためになる活動のことを「ダルマ」と呼び、すべてのひとは自身のダルマを決めて生まれてくる、という話をしました（43ページ参照)。

そして、ひとはそのダルマを遂行するためにもっとも適した体質をもっていて、それを生かすことがとても大切なのだということを、トラックを例にとって説明しました。

ここで触れた気質パターンも、自身のダルマを知るためのとても大切な手がかりになります。

たとえば、パターン①の方は、みずからが学んだ知識をもとに、丁寧な活動を通してひとのためになることが、ダルマに沿っているでしょう。

またパターン②の方は、高い創造性を発揮しながら自分を表現していくことが、よりダルマにかなう活動になっているはずです。

小牧千恵美さん(32歳、仮名)は、もごもご派、知りたい派、在宅派、献身派、いつも家族派、同意依存派、きちんと派、芸術派、三本派の方でした。実家は青森のりんご農家で、千恵美さんは8年前から書籍の編集者として東京の出版社に勤めていました。

千恵美さんは、数カ月に一度帰省し、腰の悪い父親の手伝いをしています。とくにりんごの収穫時期になると、仕事を2週間近く休むことも珍《めずら》しくありません。2人の妹は結婚して家を出ているため、父親からは青森に戻り、婿《むこ》をとって家を継《つ》いでほしいといわれているのです。

千恵美さんは、いまの仕事が好きですし、自分に合っていると感じています。しかし、父親の思いに背《そむ》いているのかもしれないという罪悪感をもっており、やはりいつかは青森に帰り、家を継ぐべきなのかと考えているのです。

もごもご派、知りたい派、きちんと派、芸術派の千恵美さんは、知識をたくわえ、じっくりと熟考し、本をつくるいまの仕事がたしかに性に合っています。きちんと一冊の本を仕上げたときの達成感はとても大きな喜びになっているのです。

一方で、献身派、いつも家族派、同意依存派、三本派の千恵美さんは、いつも漠然とこれでいいのか？　という感覚をもち、離れていても家族のことが気にかかり、強く自分を主張することもないままに、父親の思いを敏感に感じてしまうのです。

つまり、こうしたことを考え合わせると、いまの千恵美さんの状態は、まさに自分の気質のとおりであり、その意味では何も間違ってはいないのです。

では、何が問題なのかといえば、千恵美さんが迷っている、という点です。

ひとは、千恵美さんのように自分に合った職業を選び、そしてそれがそのひとのダルマであっても、それをおこなうことに悩むことがあるのです。

こうした悩みは、やはり理知の誤りの一つです。

理知が自分のダルマを選択し、それを実行する決定をしているにもかかわらず、それは自分のすることではないかもしれない、自分は父親を助けなくてはならない、それをしていない自分はよくないのでは、という矛盾《むじゅん》する思いをもたせているのです。

千恵美さんがもっている、家に戻らない自分に対する罪悪感も理知の誤りの一つです。罪悪感は、本来、本当の自分を偽り、誤った選択や決定をしたときに生じる感情です。

千恵美さんにとって、ほんとうの自分とは何なのでしょうか？

一見それは、家に戻り農園を継ぐことであるように思われますが、じつは違います。

その証拠に、家に帰り作業をしている千恵美さんには喜びが少なく、どちらかといえば苦痛ばかりで、２週間もいると体調までくずしてしまうため、東京に戻ってからもしばらくは具合がよくないのです。

ひとはほんとうの自分でいるとき、すなわち自分のあるべき姿を生きたときは、喜びや満足を感じるものです。ですから、千恵美さんにとってのほんとうの姿とは、少なくともいまの時点では、東京で編集者として仕事をすることであり、それを否定し、農園を継がなくてはいけない、という考えをもつことが、罪悪感の正体なのです。

35 罪悪感の裏に隠されたほんとうの姿

罪悪感は、理知の誤りです。そして、多くの場合、罪悪感の裏には、隠されたほんとうのそのひとの姿があります。

千恵美さんでいえば、それは編集者として成功したいという思いであり、いまそれを断念し、家を継ぐという考えをもつことが罪悪感を生んでいるほんとうの原因です。

しかし、その罪悪感をもつに至る原因となっている、家を継がなくてはならないという思いは、千恵美さんの気質（いつも家族派、三本派など）が関係しています。

つまり、人は自分自身がもっている気質パターンによって、罪悪感という形で理知の誤りをもってしまうことがあるのです。

自分の気質が、ダルマという成長や幸福の拡大のためにもっとも大切な活動を支持しているのと同時に、同じ気質が、そのダルマを邪魔する罪悪感の原因になっているのも事実なのです。

アーユルヴェーダでは、こうした矛盾を「カルマ」という考え方で説明します。

カルマとは、「行為」および「行為の結果」という意味です。

ひとは生きていれば、何かしらの行為をします。そして、その行為の結果を受けとります。

たとえば、あなたにひとを助けたというカルマがあれば、その結果としてそのひとから感謝されたり、ひとびとから賞賛されるというカルマを受けとります。

また、あなたがひとを攻撃し、傷つけたというカルマがあれば、その結果としてあなたは相手から反撃されるか、ひとびとから非難されるというカルマを受けとることでしょう。

わたしたちの日常は、つねにカルマによってできあがっています。つねに何かしらの行為があり、その結果を受けとっているのです。

かりに、身に覚えのない結果であっても、それもあなたのカルマであることに違いありません。

あなたは親切にしているのに、そのひとから理不尽《りふじん》なことをいわれるかもしれません。これは、あなたが発したカルマが、そのままそのひとからすぐに返ってくるのではなく、以前あなたが発したカルマが、そのひとを通していま返ってきているということを意味しています。

アーユルヴェーダでは、**ひとはカルマによって何度も転生する**という考え方を支持しています。

生きている間につくったたくさんのカルマのうちの一部が、次の人生を生きる原因（動機）となり、それらカルマの影響によって生を受け、それを受けとりながら生きていきます。

つまり、９つの気質パターンも、３つのドーシャによる体質も、どちらもカルマの影響を受けて決まるものですから、千恵美さんが、もごもご派、知りたい派、きちんと派、芸術派の気質パターンから編集者に適しており、それによってダルマを遂行していくことも、また一方で、献身派、いつも家族派、同意依存派、三本派の気質パターンをもっているために家を継がなくてはならないのか？　という罪悪感をもちやすいことも、どちらもカルマによる必然であるといえるのです。

ひとにとって大切なことは、生命の本質である成長を実現していくこと、人生の目的である幸福の拡大を体現していくことです。そのための最速の道としてダルマがあり、ひとはそれを遂行していくことで、それを可能にしていくのですが、そのときやはり自分のカルマによって妨害されてしまうことがあるのです。

しかし、それでもひとは成長を望み、ダルマに専心することによって自分の気質を超えていき、いつの日か罪悪感をもたなくなっていきます。

理知のはたらきが正されていったとき、なんらかのカルマが自分に返ってきていたとしても、自分が自分であることに迷わなくなり、確実に自分のダルマを遂行していくのです。

人は、人生の4つの目標がかなっていく過程において、悩むことをしなくなっていきます。

人生の4つの目標とは、ダルマ、アルタ、カーマ、モークシャです。

ダルマはこれまで述べてきた、自身の生命を楽しみ、他の生命のためになる活動のことです。すべてのひとは、自身のダルマをもって生まれており、そのダルマをおこなうことによってもっとも早く成長し、幸福を拡大していくことができます。

アルタとは、社会や国家にもとづき、お金を稼ぎ自分の願望を満たしていくことです。欲しい物を手に入れる。行きたい所に行く。仕事で成功を収める。社会的な地位を得る。ひとびとから賞賛される、などのことです。

カーマとは、人間関係や日常の生活をとおして幸福になっていくことです。家族や職場で触れあうひとびととの間に調和的で幸福な関係を築き、そこで豊かさを体験していくことです。

そして、**モークシャ**とは成就《じょうじゅ》という意味です。成就とは、意識の目覚めを意味します。理知のはたらきが完全なものとなり、気づきの意識が宇宙や自然の知性と一体となり、二度と理知の誤りを犯さなくなった状態を指しています。

ダルマ、アルタ、カーマ、モークシャは、別々の概念ですが、じっさいには一続きであり、ダルマをきちんと遂行している者は、ごく自然とアルタを得て、アルタを得ている者は、ごく自然とカーマを得ていきます。そしてダルマ、アルタ、カーマを得た者は、とても簡単にモークシャに至るといわれているのです。

36 精神的なトラブルをかかえたとき

伊藤美樹江さん（34歳、主婦、仮名）は、時折ひとから身に覚えのない辛辣《しんらつ》なことばをいわれることを気にしていました。

自分がひとを攻撃するような、傷つけるようなことばをいったわけでもないのに、友だちなどから「あなたは何がしたいの？」とか、「あなたに何がわかるの？」などといわれてしまいます。

美樹江さんは、いったい自分の何がわるいのか、自分に何が足りないのかと、一生懸命考え、そして自分を振り返っては反省しようとしていました。こうした日々が何年もつづき、クリニックに来たときには、こころがかなり疲れてしまっていました。

診察をすると、美樹江さんの体質は、ヴァータとカパが強い「ヴァータ・カパ型」（27ページ参照）で、気質は「もごもご派、献身派、同意依存派、三本派」という、思ったことをあまりいわず、漠然とした雰囲気をもち、強く自己主張をせずに、ひとのことを敏感に感じとる、いわゆる「受け身型」タイプの組みあわせでした。

こうした美樹江さんが、ときにひとから責められるようにいわれてしまうのも頷《うなず》けましたが、だからといって、自分の考えをはっきりと主張するようなひとになることもできません。もって生まれた体質や気質を変えることはできませんし、仮に努力をしてそうしたとしても、それは無理をしているだけですから負担になり、緊張しストレスがたまり、本人も疲れてしまうのです。

もっとも、美樹江さんの場合は内向的に反応し、自分を見つめています。何か自分にかかわる出来事があったときに、内向的に反応するのは、カパが乱れたひとの特徴です。カパというドーシャがもっている、重さ、冷たさなどの質が関係しているのです。

私は、美樹江さんにこうした体質や気質の話をして、自身についての理解を深め、また、ひとにわかってもらいにくいところがあり、攻撃を受けたときに内向的に反応しやすい質をもっていることを説明しました。

美樹江さんのような精神的なトラブルをかかえている方は、まず、自分がどのような体質や気質をもち、さらに、いまどのような状態であるかを知ることが、治療の第一歩になります。

そのうえで、次のような話をしました。

「自分のおこないを振り返り、反省するのはちいさなこどものやることです。おとながすることではありません。

こどもは、まだ善悪の判断をきちんともっていません。何か問題が生じたときに、おとなから何がわるかったのかを教わり、それを繰り返さないために反省することが大切です。しかし、おとなは良識と良心をもち、何が善で、何が悪であるかを知っています。ですから、いまさら反省する必要はありません。

大切なことは、もう一歩進んで、よりよい人間関係を築くために、より大きな幸福をつくりだすために、何ができるかを考え、行動することです。

たとえば、つねに正直に真実を語るようにする、ひとにやさしく接する、ひとを傷つける振る舞いをしない、幸福なひとがいたら仲よくする、不幸なひとがいたら助ける、尊敬するべきひとがいたら尊敬する、知恵をもつひとがいたら謙虚に教わる、悪事をはたらくひとがいたら速《すみ》やかに離れる、部分だけを見ないで全体を見る、などを実行します。

こうしたことは、おとなであれば誰もが知っているようなことです。そして、こうした行動をつづけていても、まだひとから攻撃を受けるとしたら、それはあなたのカルマが返ってきているだけのことです。

自分が発したカルマはいつか必ず自分に返ってきます。しかし、私たちは返ってきたカルマをとりあげて、いまさら分析したりはしません。すでに返ってきてそれを受けとったのであればもうそれはすんだことです。

大切なことはこれからあなたがどうするかです。いま話したように、よりよい人間関係のために、自分の幸福の拡大のためにできることをしてください。

一ついいことを教えてあげましょう。ひとから攻撃を受けたときは、自分からあたえていなかったことを気づかせてくれるよい機会だ、と思えばよいのです。

人間関係の基本は『あたえる』です。相手がいるからひとはあたえることができます。ひとはあたえることで自身の喜びを大きくしていくことができるのです。ですから、いつでもあたえることができる自分でいられるようにしていましょう」

このように話し、美樹江さんには、乱れたカパを整える食事や生活の仕方を中心に説明しました。

もともとカパの強い体質である美樹江さんは、甘い物や米やパンなどの炭水化物を食べるとカパを乱しやすいのですが、ここ数年のストレスからそうしたものを過食する傾向があったために、カパをかなり乱していたのです。

37 疑いと不安に包まれたこころ

カパを乱すと、こころの不活発性（タマス）が優位になってしまいます。

不活発性が優位になったこころは弱くなり、自分を整えることや、創造的な活動から逃げようとします。自分の人生を豊かで幸福なものにするために、人生を進めるために、活動しようとしなくなってしまいます。すこしの努力も惜《お》しみ、ちいさな困難を恐れるようになってしまうのです。

じっさい、美樹江さんは、最近ではひとに会うのが怖くて避けるようになっていました。

こころが弱くなり、人生を進めることができなくなったひとは、疑いと不安をもつようになります。自分の未来、すなわち生命の本質である成長を疑い、人生の目的である幸福の拡大を疑います。

この先、自分はどうなるんだろう？　と疑い、不安になるのです。

そして、疑いと不安に包まれたひとのこころは、散漫になります。散漫なこころは、何かを得て満足することができないために不満となり、手短に満足しようとして、安易な快楽に手を出します。その多くは、食べる、寝る、セックスする、だらだらするなどの行為で、美樹江さんの場合は、甘いものを食べるでした。

楽な快楽に身をまかせている状態を怠惰《たいだ》といいます。酒に溺《おぼ》れる、ギャンブルやゲームから離れられない、何をするでもなくただゴロゴロと寝ている。こうした状態は、何一つ創造性がなく、ダルマにつながらず、自分自身の成長にも幸福の拡大にもなっていきません。

怠惰になると、ひとは自分を責めるようになります。つまり罪悪感をもつようになります。千恵美さんの例でも説明しましたが（134ページ参照）、罪悪感は、本来、本当の自分を偽り、誤った選択や決定をしたときに生じる感情です。

つまり、こころの不活発性が優位になった結果、理知が前に進むための決定ではなく、成長から逃げる決定をしていることに対して感じている感覚なのです。

やがてその状態がつづくと、自分や他人、あるいは環境にその責任があると考えるようになり、結局自分にはどうすることもできないのだ、という被害者になっていきます。じつは、ここまで来ると偽の安らぎを感じます。

自分がこうなっているのは、自分がもともと弱いからだ、あいつがいる限り仕方がない、という言いわけをもつようになります。そして、その言いわけを理由に、ひとはいつまでもその状態にとどまろうとします。それが、いまの美樹江さんの状態だったのです。

わたしは、美樹江さんに、前に進むことの大切さを説明しながら、もう一つ大切なことを話しました。

どんな状況であれ、こころが強く、前に進んでいるひとは、けっして不安を感じることはありません。こころが強いとは、サットヴァ（純粋性）が優位な状態を意味します。明確な意思と具体的な目標をもち、調和的で安定しているこころこそが、強いこころです。

しかし、**どんなにこころが強くなっても、前に進むときは必ず「恐れ」をもつということです。**

恐れと不安は異なります。恐れはひとが前に進もうとしているときに感じるもので、不安はいま説明したように、進むことをやめたときに感じるものです。

恐れは、まだ経験したことのない未知なるものへの感情です。それゆえひとは慎重になり、失敗をしないように計画を立てます。**恐れは、前に進むひとを阻《はば》むものではなく、本来はより豊かな人生のためになくてはならないもの**なのです。

ただ、カパを乱し、こころの不活発性が優位になっている美樹江さんにとって、恐れは慎重さをもたらすものではなく、成長を阻むものになってしまっているのです。そして、前に進むことをやめてしまい、疑いをもち、不安になり、それらをごまかすために楽な快楽（飲食）に身を浸して怠惰になっていたのです。

第5章

日々できることを一つでもやると人生が好転する

38 理想的な一日の過ごし方

美樹江さんに対して出したカパを整える処方とは、一日の過ごし方についてでした。

一日24時間は、4時間ごとのドーシャのサイクルをもっています。

図に示すとおり、一年を通じてだいたい午前6時から10時までがカパが優位な時間帯であり、10時から午後2時までがピッタ、午後2時から6時までがヴァータとなります。

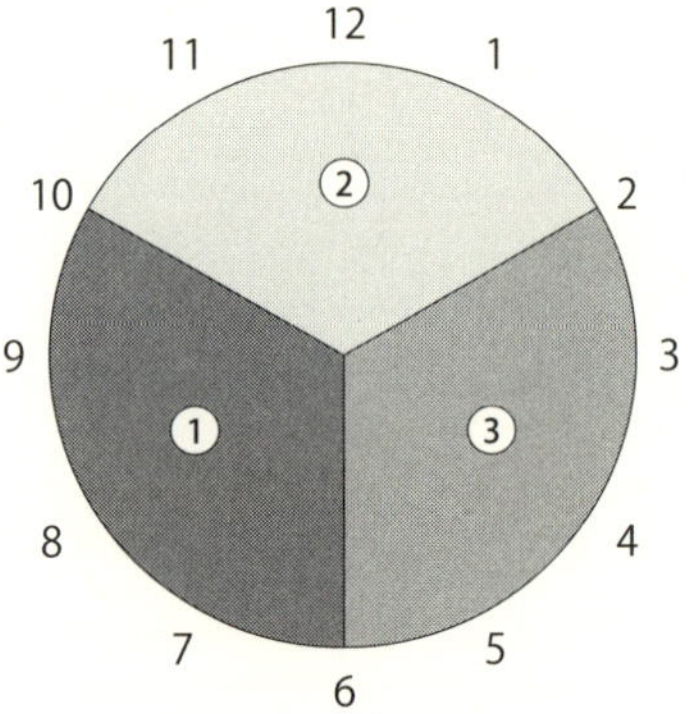

①カパが優位な時間帯
②ピッタが優位な時間帯
③ヴァータが優位な時間帯

そして、午後6時から夜の10時までが2回目のカパが優位な時間帯となり、10時から真夜中の2時までがピッタ、2時から朝の6時までがヴァータの時間帯となります。

わたしは、この4時間ごとのサイクルを美樹江さんに説明しながら、以下の項目をできるものから、無理をせず実践するように指示しました。

●ドーシャのバランスを整えるための一日の過ごし方

（朝）

①朝は6時までに起床します
②目覚めたまま、15分くらい布団の中で一日の予定を立てます
③顔を洗い、歯を磨《みが》き、舌を掃除します
④白湯《さゆ》を沸《わ》かし、カップ1杯ゆっくりと飲みます
⑤排泄《はいせつ》をします
⑥軽めの運動をします
⑦オイルマッサージを行い、その後入浴またはシャワーを浴びます
⑧アーユルヴェーダ式のリラックス法を5分から10分ほどおこないます
⑨清潔で季節や活動に応じた快適な服を着ます
⑩軽い朝食をとります
⑪午前中の活動にはいります

（昼）
⑫昼食を季節や体調に合わせて食べます
⑬昼食後、20分程度の散歩をします
⑭午後の活動にはいります
⑮夕方に30分程度の休息をとります

（夜）
⑯半身浴をします
⑰夕食を昼食よりも軽めに食べます
⑱夕食後、20分程度の散歩をします
⑲心地よいくつろげる活動をします
⑳早めに就寝します

これらの方法は、いずれもドーシャのバランス全体を整え、こころのサットヴァやオージャス（いのちの活力エネルギー）を増やす、とてもよい方法です。

つまり、美樹江さんのようにカパを乱し、こころのタマスが増えて弱くなっている方だけではなく、ヴァータやピッタを乱している方やオージャスが減っている方にも適用することができるものなのです。

すでにカパが乱れ、こころの不活発性が優位になっている美樹江さんに、朝の出勤前にこれだけのことができないのはわかっていましたが、一度にできなくてもいいから、すこしずつできるものから実践していくように伝えました。

自分に自信を失っている美樹江さんが、本来の強さをとり戻すことは簡単ではありませんが、必ずできるようになると励まし、一歩一歩前に進むようにうながしたのです。

では、ここで美樹江さんに処方した、「ドーシャのバランスを整えるための一日の過ごし方」について一つ一つ解説していきましょう。

①朝は６時までに起床します

朝は、カパの時間帯（６～10時）になる前のヴァータの時間帯のうちに起床することが理想的です。

ヴァータの時間帯は、そのもっている「軽さ」や「動き」などの質によって、からだの機能全体が速《すみ》やかです。この時間帯に起床することで、その後の活動が軽やかになり、一日を快適に過ごすことができます。

一方、カパの時間帯にはいっていつまでも寝ていると、カパが悪化してしまいます。それにより、カパのもっている「重さ」や「冷たさ」が増して、生理機能が鈍《にぶ》くなってしまいます。そして、こころの活動も低下し、不活発性が優位になり、生理機能のはたらき全般が弱くなってしまうのです。

②目覚めたまま、15分くらい布団の中で一日の予定を立てます

朝、目が覚めてすぐにからだを起こさないようにします。理由は主に3つあります。

1つめは、急にからだを動かすとヴァータを乱してしまうからです。

からだが、動くことになれるまでに、およそ15分くらいかかります。車でいえば、冷えきったエンジンがすこし温《あたた》まるまで待ってからスタートするのに似ています。

2つめは、眠ることでこころとからだが休息をとると、ためこんでいたストレスが表面に上がってくることがあります。

目が覚めたときに、何か不快な感じがしたり、いやなことを思いだしていたら、それはこころがかかえていたストレスが出てきているのです。

こうした表面化してきた負の感情は、そのまま静かにしていると自然に抜けていきます。

それに要する時間がおよそ15分くらいかかることがあるのです。

そして3つめは、今日一日の予定を立ててみるのです。厳密でなくて構いません。大雑把《おおざっぱ》にこれとあれをしよう、何をどのくらいやろうと思うことで、一日を過ごす目標をもつことができます。

このとき、「きちんと派」の人は、何と何をやろうと思うのではなく、何をどこまでやろうとある程度枠《わく》を決めるのがよく、反対に「だいたい派」の人は、何をどこまでと範囲を決めずに、何と何をやろうと決めるのがよいでしょう。

39 舌の掃除と白湯のつくり方

③顔を洗い、歯を磨き、舌を掃除します

洗顔と歯磨きをすると、とても気持ちがよく目が覚めます。視野がはっきりし、気持ちもシャキッとします。

このとき、必ず舌の掃除もするようにします。

朝、舌の表面が白くコーティングされているようになっていることがあります。これは舌《ぜっ》

苔《たい》とよばれるもので、前日に食べたものが、きちんと消化、吸収されずに、体内で「未消化物」として残ってしまったもので、アーユルヴェーダでは「アーマ」といいます。

アーマは、放置するとまた体内に戻ってしまい、血管やリンパ管などの管の内壁にこびりつき、管の流れを障害する原因になってしまいます。

ひとのからだは、あらゆる場所に管があります。空気を運ぶ気道、血液を運ぶ血管、食物を運ぶ消化管、尿《にょう》を運ぶ尿管や尿道など、こうした管のことをアーユルヴェーダでは「スロータス」とよび、からだに必要なものを必要な場所に、そして不要なものを排泄の場所に運ぶ大切な役割を担《にな》っています。

アーマはこうした管の流れを障害し、からだを弱らせる大きな原因となります。

アーマがスロータスにたまりはじめると、ひとはだるさを感じるようになり、日中の眠気、意欲の低下をきたし、創造的な人生を歩めなくなってしまいます。つまり、からだの弱さだけではなく、こころの弱さも招き、疑い、不安、快楽、怠惰《たいだ》、罪悪感《ざいあくかん》、被害者意識、そして偽《にせ》の安らぎという、悪い循環《じゅんかん》をもたらしてしまうのです。

舌苔は、金属製のへらを使ってとり除くのが、もっともよい方法です。Uの字をした「タングスクレーパー」あるいは「タングクリーナー」とよばれる道具があり、カーブのエッジの部分を舌にあてて、数回こそぐようにしてアーマをとり除きます。

舌の表面を歯ブラシでゴシゴシとこする方がいますが、この方法は味蕾《みらい》とよばれる味を感じる大切な器官を損《そこ》なうのでやらないようにすべきです。

④白湯を沸かし、カップ1杯ゆっくりと飲みます

洗顔などをしている間に、白湯を沸かしておきます。そして、できたての白湯を、カップ1杯ゆっくりと、すするようにして飲みます。

白湯は、胃腸を中心にからだを温め、排泄をうながすとてもよい飲みものです。**毎日の習慣にすると、胃腸のはたらきが高まり、代謝が上がるために、冷え性や便秘が解消されます。**

カパが悪化し、冷え性がある美樹江さんのような方にはとてもよい方法です。では、白湯の正式なつくり方と、飲み方についてご紹介します。

■用意するもの
・きれいな水
・やかん

■つくり方

1　水をやかんに入れ、強火にかける

2　沸騰したらフタをとり、換気扇をまわして湯気が上がるようにする。大きな泡《あわ》がブクブク立っているくらいの火加減にして、沸かしつづける

3　そのまま10～15分間、沸かしつづける

4　沸いた白湯を飲める程度に冷まして、すするようにして飲む。残りは保温ポットに入れておくのがおすすめ

このようなつくり方をすると、もともと冷たい質をもつカパのバランスが優勢な水に、沸かすことで熱の質をもつピッタが加わり、さらに沸騰させることで動きの質をもつヴァータも加わって、３つのドーシャのバランスが整った飲みものに仕上がります。

■飲み方

1　すするように、ゆっくり飲む

「飲む」というよりは、「すす」ってください。一度にがぶがぶとは飲まず、すこしずつすするように飲みます。一度に大量の水分をとると、胃腸に負担がかかるからです。

2　朝起きていちばんに飲む

150ミリリットル程度（カップ1杯）を5～10分かけて、ゆっくりとすすります。排泄をうながし、胃腸を温めて消化力を高めてくれます。

3　食事中に飲む

昼と夕の食事をしながら、150ミリリットル程度（カップ1杯）をすこしずつすすります。食事の合間に、ひと口ずつ飲むようにすると、消化を助ける効果があります。

4　アーマ（未消化物）があり、からだが重くてだるい人は食間にもすする

食間に、ときどきすするようにします。胃腸を温め、アーマを浄化します。

■注意事項

1　量は一日800ミリリットルまで

1カ月以上にわたって定期的に白湯を飲む場合、一日の量はカップ5杯程度（700～800ミリリットル）までにしてください。それ以上飲むと、腸の栄養が流れてしまい、身体が弱ってしまいます。

2　温度は50度から60度程度

沸騰した状態で魔法瓶などで保温しておき、飲むときにカップにそそいですすりますが、

一度にたくさんそそいで、冷めてしまったものを飲むのはよくありません。飲む分量だけそそいですするようにしましょう。

40　心身を軽くする「朝ヨガ」

⑤排泄をします

朝、規則的に大便の排泄をすることは、ドーシャのバランスを整え、多くの病気の予防になります。

ひとは排泄をすることで、大便という老廃物《ろうはいぶつ》だけではなく、体内で乱れたドーシャも一緒に浄化をします。

その結果、胃腸が軽くなり、はたらきが整うのと同時に、生理機能全体によい影響をあたえるのです。

胃腸のはたらきが整うことにより、消化力が安定します。消化力とは、食べたものを消化し、さらに体内に吸収された栄養素を、血液や筋肉などのからだの組織に代謝《たいしゃ》する力の総称です。

アーユルヴェーダでは、こうした消化力のことを「アグニ」とよび、「生命の火」であると考えています。

実際、アグニは消化や代謝にとどまらず、体温、免疫力《めんえきりょく》、寿命などをもたらすとされており、その大元になっているのが、胃腸のはたらきである、ということです。

現代人の多くが便秘です。アーユルヴェーダが提唱する、正常な排泄とは、①毎朝　②規則的に　③バナナ状の形をした　④ちょうどよい硬さの　⑤色やにおいの薄い　⑥水に浮く便があることをいいます。

ですから、１日あるいは数日おきに、硬い、色やにおいがきつい、水に沈む便が出るのは便秘ということになります。

カパを乱している美樹江さんは、カパの重く冷たい質によって、アグニも鈍く、冷えていたため、食べたものがきちんと消化されず、そのため便がアーマをふくみ重くなってしまい、数日に一度しか出ない状態でした。

しかし、そんな状態がもう10年以上つづいており、いまではそれが当たり前になっていたのですが、それによって胃腸のはたらきがさらに弱っているので、毎日の規則的な排泄をうながす方法を説明しました。

美樹江さんのように、胃腸のはたらきが弱り、便が重くなっている方には、毎日同じ時間にトイレに座る習慣をもつことのほかに、朝に飲む白湯がとても効果的です。

白湯は、胃腸を温め、はたらきを強め、さらに押しだす効果で排便をうながすのです。毎朝必ず白湯を飲み、同じ時間にトイレに座る習慣をもち、そのうえでさらに排便をうながす方法として、朝に飲む白湯に2つまみの塩と数滴のレモン汁を入れて飲むとよいことも説明しました。

⑥軽めの運動をします

排泄をすませ、からだに軽さを感じたら、次は一日の活動のために代謝を上げることが大切です。

多くの方が、痩身《そうしん》や体力アップの目的で運動をしていますが、時間帯や量を考慮せずに運動をすると、かえって疲労をまねき、体力が低下してしまうことがあります。そして消耗によってやせてしまう方がいますから、気をつけなくてはなりません。

そもそも運動の本来の目的は、心身に軽快さ、仕事をする能力、確固さ、忍耐力などを与え、アーマ（未消化物）を浄化し、アグニ（消化力）を刺激することです。

こうした目的にかなう、朝におこなう運動は、けっして激しいものではありません。運動の条件をあげると次の3つになります。

●朝に行う理想的な運動の条件

1　10時までにおこなう
2　毎日、規則的におこなう
3　体力の50パーセントまででやめる（体力の50パーセントとは、軽く汗をかく、または息がすこし上がる程度の運動量を指します。運動後に十分に休息をとり、1時間後に疲れが残っていたら、50パーセント以上の運動をしたことになります）

では、具体的にどのような運動が、朝にふさわしいのかというと、**20分程度のウォーキング、簡単な筋トレ、軽いヨガ**などになります。

こうした運動を自分の体力に合わせておこなうのがよいでしょう。

20分程度のウォーキングといっても、体力のないひとがおこなうと息がかなり上がるかもしれません。

そのような場合には、距離を縮めるか、速度を遅くする必要があります。

また、筋トレもいきなり腕立て伏せを30回、腹筋を30回、スクワットを30回などとおこなうと息が切れてしまうでしょう。

そのようなときは、各5回ずつ、あるいは10回くらいずつからはじめます。運動は自分の体力に合わせて50パーセントまでで止めるようにしてつづけていると、体力が次第に上がっていきます。つまり、10分のウォーキングで息が上がっていたひとが、毎朝おこなうことで上がらなくなり、15分、20分と息が上がり、汗をかくまでの時間が延びていくのです。

筋トレにしても、はじめは5回ずつしかできなかったひとが、やがて10回、15回ずつできるようになっていきます。

大切なことは、たまにたくさんおこなうのではなく、毎朝体力の50パーセントまでの運動をつづけることなのです。

ここで、アーユルヴェーダがおすすめする朝のヨガを紹介します。

「太陽礼拝」とよばれるもので、これはからだの主要な筋肉を伸ばし、関節を柔らかくして背骨を整え、内臓の諸器官をマッサージする効果があります。

からだ全体の血液循環をうながし、規則的におこなうことで、こころの安定性、柔軟性も増していきます。

●太陽礼拝

166〜167ページの❶から⓬のポーズを流れるようにおこないながら、呼吸も合わせていきます。

呼吸は鼻呼吸で、「吐く」「吸う」を交互におこないます。

一連の流れをまず1回おこない、次の1回では❹と❾のポーズなど、伸ばす足を逆にしておこないます。

けっして無理をせず、気持ちがよいと感じるくらいにすることが大切です。

疲れを感じたときは仰向けになり、休むようにしてください。

最初は2回からはじめ、徐々に回数を増やしていき、最高6回までおこないます。その際、足は1回ごとに右、左と替えるようにしてください。

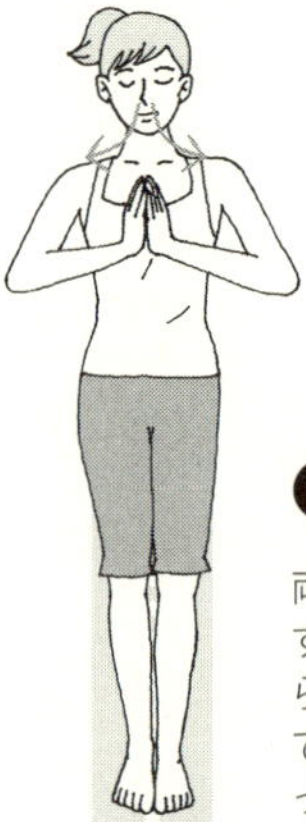

❶ 吐く

両足をそろえてまっすぐ立つ。両手のひらを胸の前で合わせて前を向き、息をゆっくり吐く

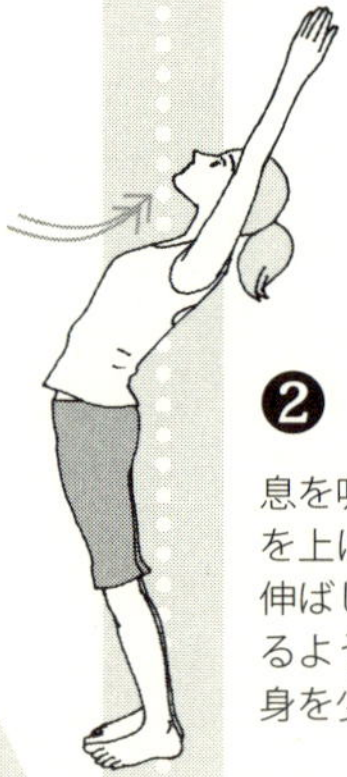

❷ 吸う

息を吸いながら、両腕を上に伸ばす。背筋を伸ばし、天井を見上げるようにしながら上半身を少し後ろにそらす

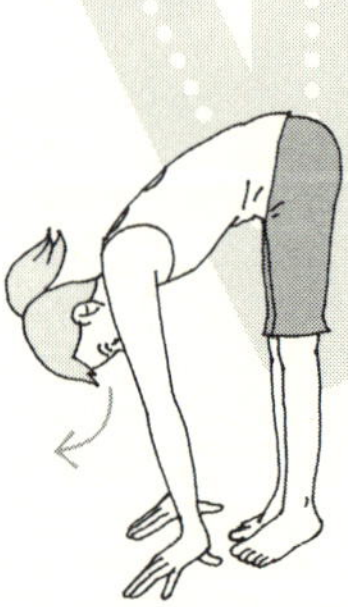

❸ 吐く

息を吐きながら、背筋、腕、首を伸ばしたまま上半身を折り曲げ、両手のひらを両足のわきの床につける。このとき膝が突っぱるようなら、膝を曲げて痛みをともなわないようにする

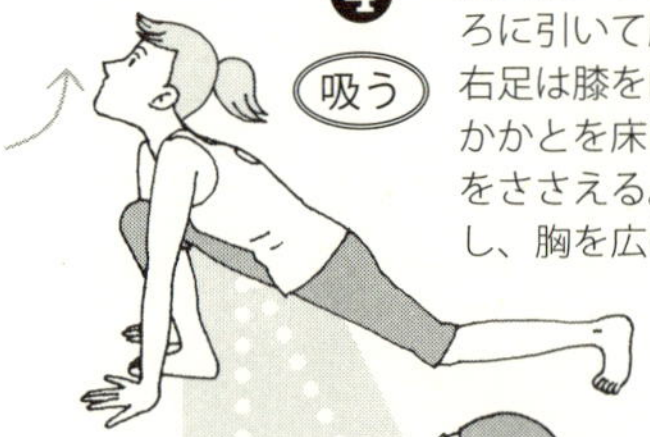

❹ 吸う

息を吸いながら、左足を後ろに引いて膝を床につける。右足は膝を曲げ、足の裏やかかとを床につけて、体重をささえる。頭と首は伸ばし、胸を広げるようにする

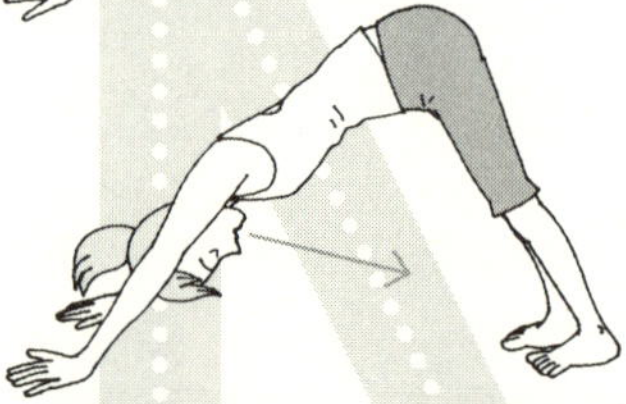

❺ 吐く

息を吐きながら、両手を床につけたまま右足を後ろに伸ばし、お尻を天井に向けて突き出すように引きあげる。このとき、両手と両足全体をよく伸ばすように

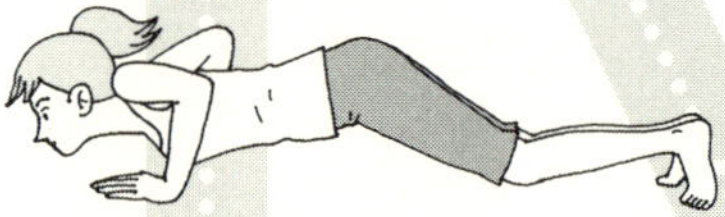

❻ 止める

両膝を静かに床につけ、上半身をゆっくりと滑らせるように下げていき、両足の指先、両膝、両手、胸、あごの8点が床につくようにする。このポーズを息を止めて数秒保ち、次のポーズに移る

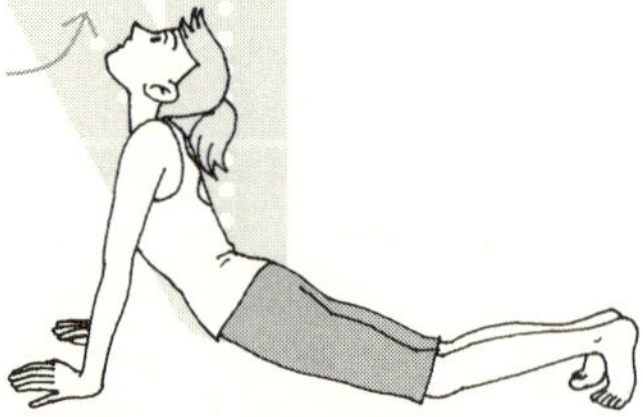

❼ 吸う

息を吸いながら、両手で床を押すようにして上半身をそらす。胸を広げ、腕をよく伸ばす

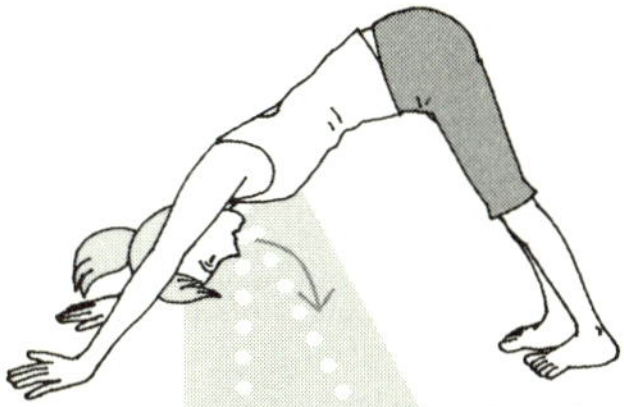

❽ 吐く

息を吐きながら、お尻を天井に向けて突き出すようにして、❺のポーズに戻る。かかとを床につけ、足の後ろ全体を伸ばすようにする

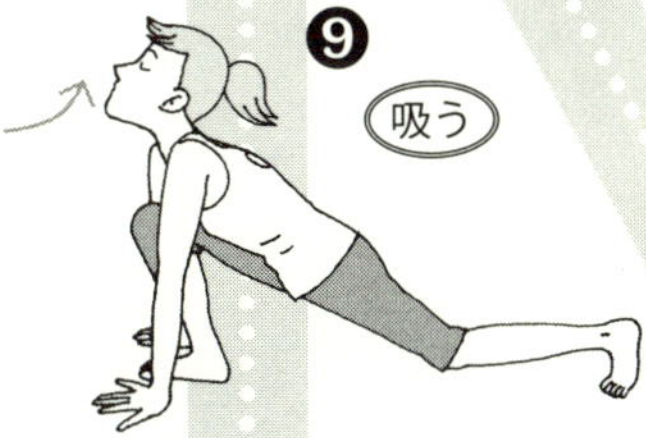

❾ 吸う

息を吸いながら、右足を前に出して両手の間において膝を曲げ、❹のポーズに戻る。左足は伸ばしたままで、膝は床につける。背筋を伸ばし、胸を張り、頭と肩は上に伸ばす

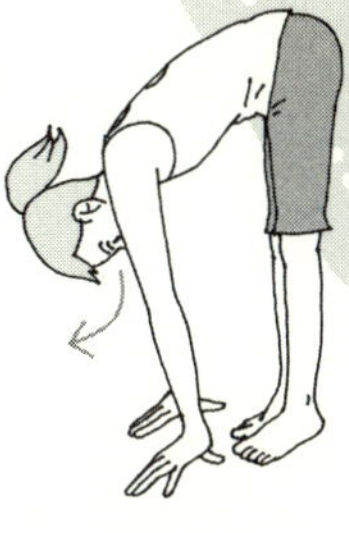

❿ 吐く

息を吐きながら、左足も前に出し、両足をそろえ前屈の姿勢をとり、❸のポーズに戻る。両手のひらを両足のわきの床につけ、背筋をしっかり伸ばす。このとき膝が突っぱらないように、軽く曲げても大丈夫

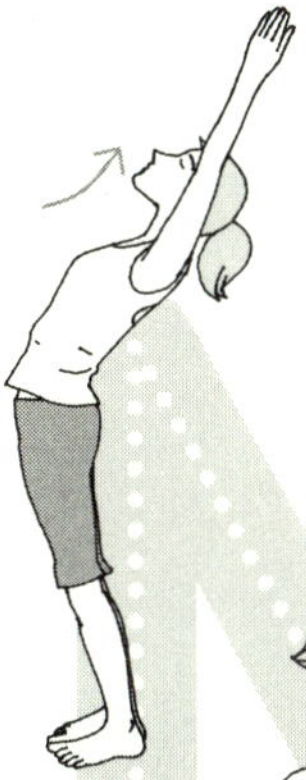

⓫ 吸う

息を吸いながら、からだを起こして、❷のポーズに戻る。両手をあげて、胸をそらす。頭や肩からからだをもちあげないように気をつける

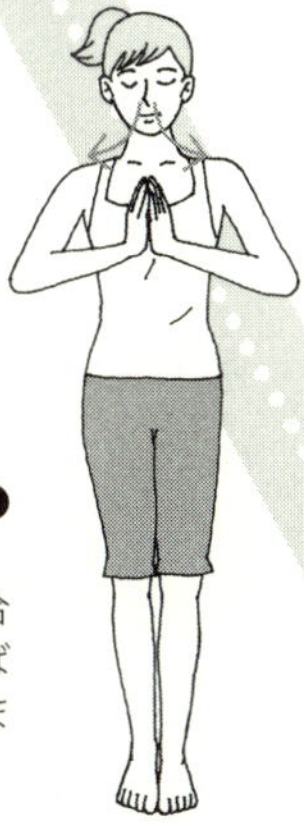

⓬ 吐く

息を吐きながら、両腕を下ろし、❶のポーズに戻る。両手を胸の前で合掌し、背筋を伸ばし、前を向いてまっすぐに立つ

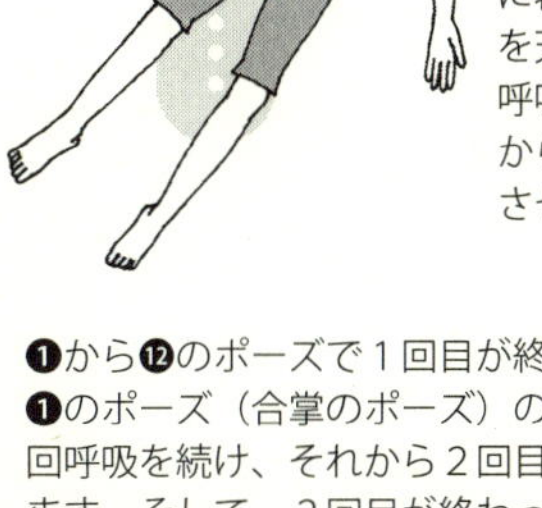

⓭ 楽に呼吸する

終わったら仰向けに寝て、手のひらを天井に向ける。呼吸は自由にし、からだ全身を弛緩させ、数分休む

❶から⓬のポーズで１回目が終了です。❶のポーズ（合掌のポーズ）のまま、数回呼吸を続け、それから２回目をはじめます。そして、２回目が終わったら、⓭のポーズ（仰向けのポーズ）をとり、呼吸が完全に鎮まるまで休みます

41

オイルマッサージの底力

⑦オイルマッサージを行い、その後入浴またはシャワーを浴びます
　軽い運度をおこない、からだが温まったら、次はオイルマッサージをおこないます。

　オイルマッサージを日々の生活にとり入れると、こころとからだはとても自然な形で強く安定してきます。**免疫力を高め、こころのストレスを浄化《じょうか》し、体力を高めてくれます。**

　オイルマッサージには、以下のような効果があります。

●オイルマッサージの効果
ドーシャのバランスを整える、老化を防止する、美容・若返り、免疫力を強化する、精神の安定、体力の増強など。

　オイルマッサージに使うオイルは、通常白ごま油、ココナッツ油、オリーブ油のいずれかです。年間をとおし、もっともよく使われるのが白ごま油です。白ごま油は焙煎《ばいせん》せずに搾《しぼ》った「太白《たいはく》ごま油」と呼ばれる生の白ごまから精製された油を使うのが普通です。これは料理

一般に使用されている褐色《かっしょく》の油とは違い、匂いがほとんどありません。

白ごま油はピッタを多くふくみますから、からだを温める作用があります。したがって、ピッタが乱れているときには不向きです。たとえば、イライラしているとき、肌にかゆみがあるとき、あるいは真夏から秋などです。このような場合には、ピッタを鎮《しず》める効果があるココナッツ油かオリーブ油を使います。

白ごま油は、ほかのオイルと比較してもからだへの浸透性が高いですが、体内での代謝効率をよくするために、一度熱処理をしてから使用するのが一般的です。

方法は、白ごま油を鍋《なべ》に移し弱火で温め、90度まで加熱したら火から下ろし、そのまま100度になるのを待ちます。

このとき110度以上にならないようにします。自然に温度が下がるのを待ち、冷めてから清潔な密閉容器に移します。密閉容器で冷暗所に保存すれば、2ヵ月はもちます。

使用するときは適量を小さな容器に小分けし、お湯につけて体温程度に温めます。ココナッツ油、およびオリーブ油は熱処理をする必要はありません。なぜなら、これらの油を使うのはからだを冷やすのが目的だからです。

では、オイルマッサージの流れを説明しましょう。

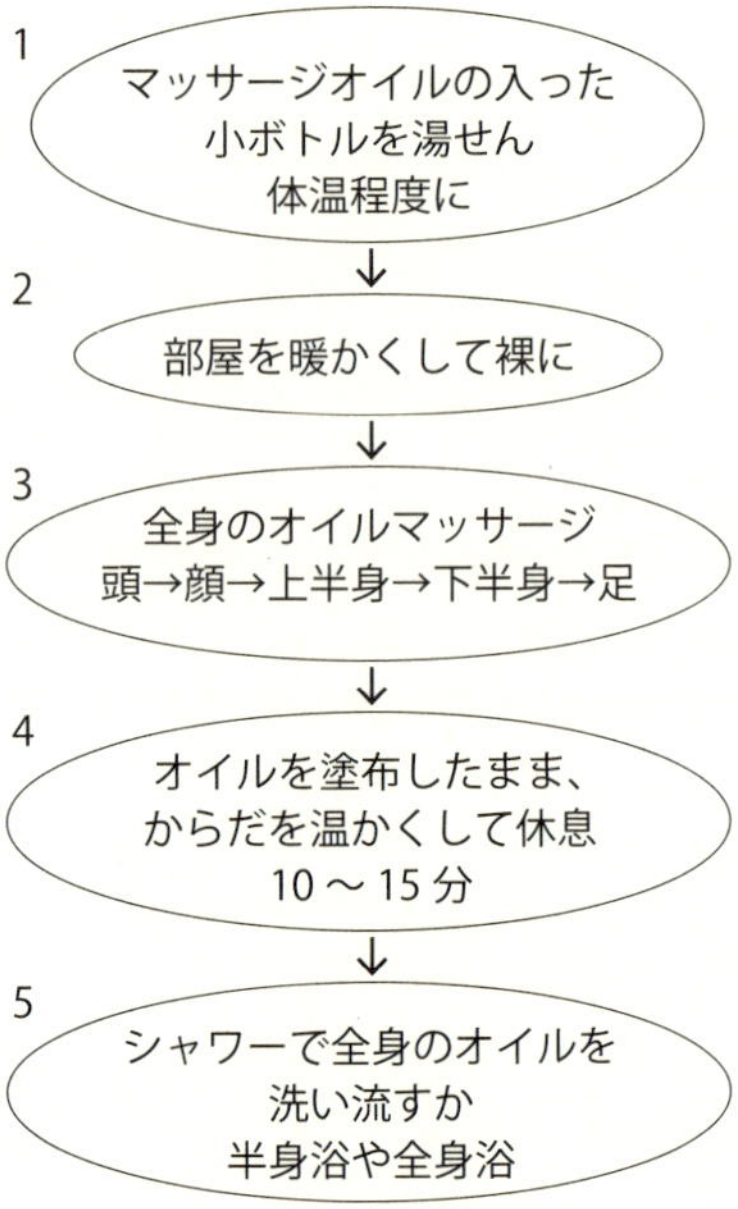
1
マッサージオイルの入った
小ボトルを湯せん
体温程度に
2
部屋を暖かくして裸に
3
全身のオイルマッサージ
頭→顔→上半身→下半身→足
4
オイルを塗布したまま、
からだを温かくして休息
10～15分
5
シャワーで全身のオイルを
洗い流すか
半身浴や全身浴

図の1~5を参照ください。

オイルマッサージ終了後、しばらくオイルが浸透するまで待ち、その後からだを温めるのがポイントです。塗布《とふ》されたオイルは毛穴、毛根部から体内に浸透し、血流に入ります。温めることで血流がよくなると、オイルは全身にいきわたります。

オイルはからだの隅々《すみずみ》にまでいきわたりながら、血管内、細胞、細胞の隙間《すきま》などに詰まっているアーマ（未消化物、毒素）を溶かしだし、それらと一緒に最終的に腸から体外に排出されていきます。そのため、日々オイルマッサージをおこなっていると、全身の浄化をうながすことができるのです。

オイルマッサージを実際に行う際のポイントは以下の通りです。

1　マッサージは手のひらを使います

2　頭から順に下に降りていきます
3　首や肩は下から上に上げるようにします
4　腕や足は女性は左側から、男性は右側からおこないます
5　関節は包みこむように塗りこみます
6　腕や足などの長いところは末端部に向かって塗ります
7　足の裏以外は強くおこないません

では、イラストを見ながら実践してみましょう。

ここで、オイルマッサージをおこなうときの注意点をあげておきましょう。
1　使用するオイルの量は全身で大匙《おおさじ》2杯（30ミリリットル）、頭部と足だけの場合は大匙1杯（15ミリリットル）で十分です。
2　マッサージは基本的には手のひらを使っておこないます。頭皮等にオイルを塗るときには指先を使うこともあります。
3　耳をマッサージする場合は指先でおこないます。外耳道内にオイルが入っても心配はありません。30分から1時間以内に綿棒でゆっくり拭《ふ》きとり、きれいにすれば結構です。こ

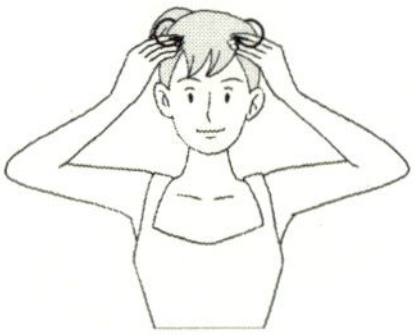

❶念入りに頭のマッサージ。上→横→前→後ろ（首すじを上に向かって）を軽く円を描くように

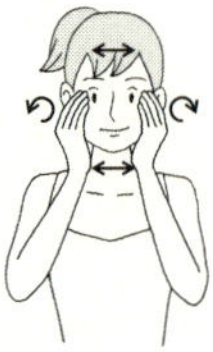

❷額を片手で左右に→頬は円を描くように→あごは左右に

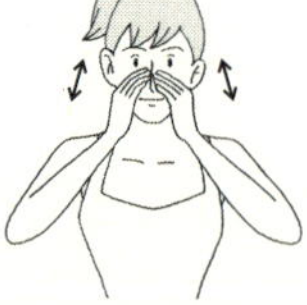

❸鼻の横を両手で上下し→あご→口のまわり、鼻の下もていねいに

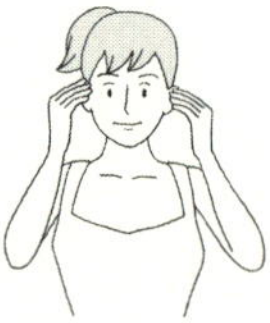

❹耳は外側を軽くもみながら

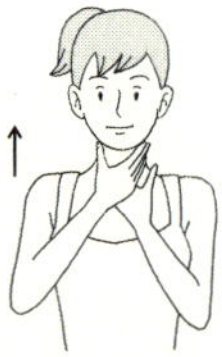

❺のどの下から上に両手で交互に、ゆっくりやさしく。首の後ろも同様に

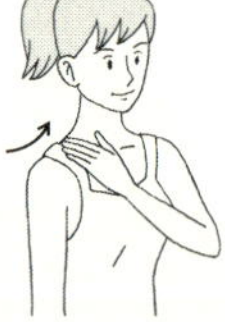

❻まず右肩を首に向かって下から上に。こりがあったら時間をかけて、無理せず快適に。次に左肩をおこなう（女性は左から）

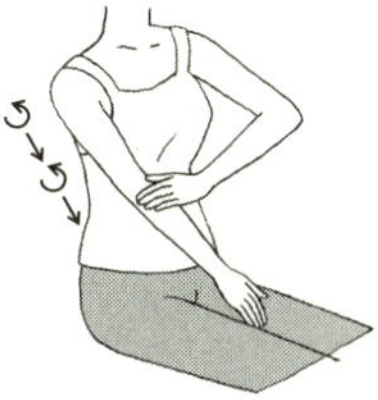

❼右腕のつけ根は円を描く→上腕は手先に向かって→ひじは円を描く→下腕は手先に向かって（女性は左から）

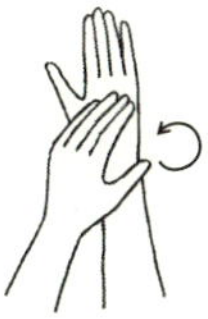

❽手首関節は円を描く

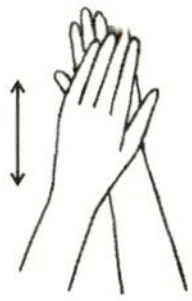

❾手の甲から指の間を上下に

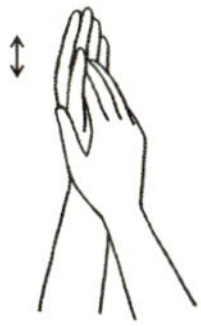

❿手のひらを上下にこする。手のひらをもむ

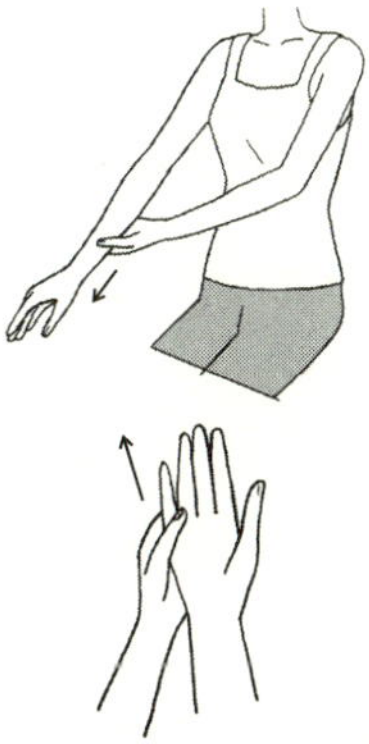

⓫次に右腕の下側。わきの下→ひじ→手のひら❽〜❿とすすむ。小指から指をやさしく引っぱる。次に左腕を❼から同様に

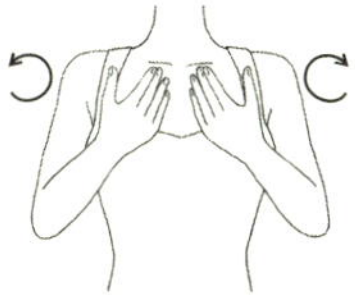

⓬胸（バストではない）は内側から外側へ円を描くように

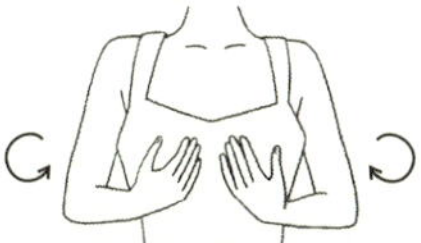

⓭女性のみ。バストの周りをゆっくり円を描くように

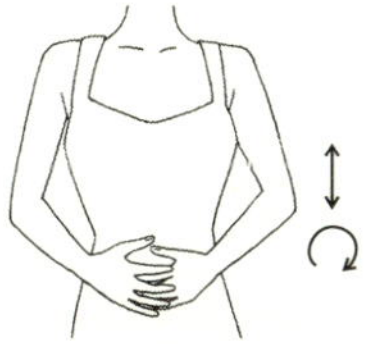

⓮手のひらで胸の中央を上下にゆっくりと。次にお腹を両手で右下から左へと円運動

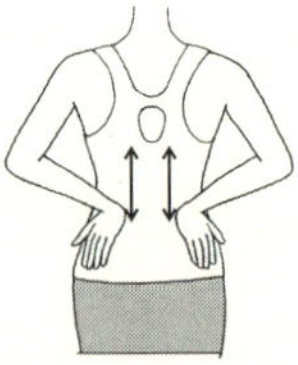

⓯背中。無理なく届くまででよい

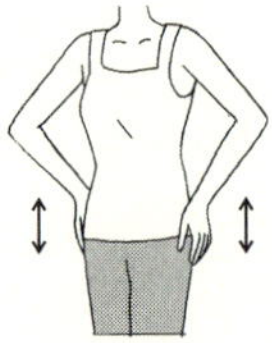

⓰両脇腹も手の届くところまで上下に

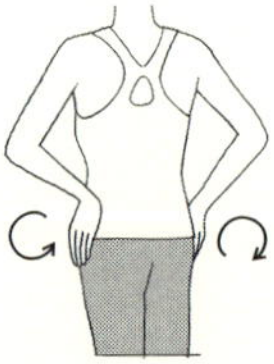

⓱腰は円を描くように

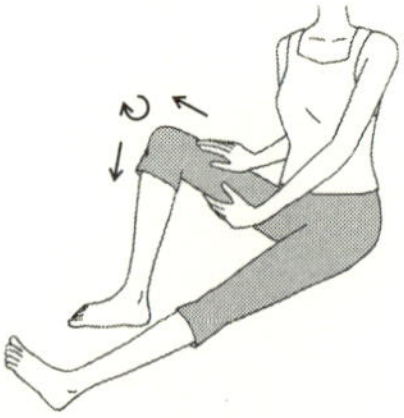

⓲右手を右太ももの上に、左手を下に当てつま先方向に→膝は円を描くように→ふくらはぎはつま先方向に（女性は左から）

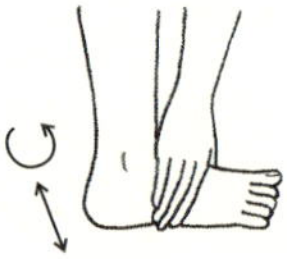

⓳右足くるぶしは円を描くように→アキレス腱は上下に

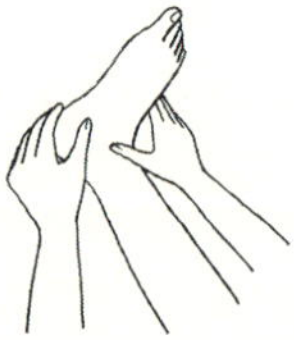

⓴かかとは念入りに

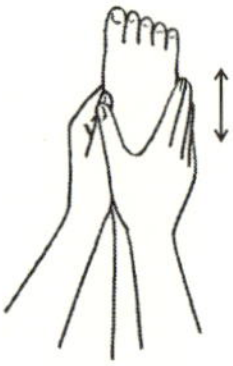

㉑次に足の甲

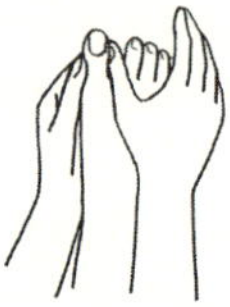

㉒指間と指を両手で。親指から

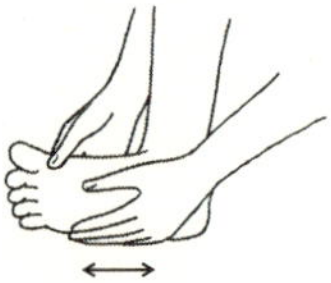

㉓足裏（土踏まず）を手のひら全体で上下にこする。次に左足を⓲から同様に

マッサージ後はからだを温かく保ち10～15分ゆっくりと休息します

れによりかえって聴力をたもつことができます。

4　大切なのは頭と耳と足です。足は足首より下全体です。指の間も隅々まで塗りこみます。これらの部位を念入りにマッサージすることで、より早くヴァータの乱れを整えることができます。

5　四肢《しし》をマッサージするときはまっすぐに、関節をおこなうときは円を描くようにします。

6　疲労があるときには四肢のマッサージは有効です。

7　胴体をおこなうときには力を入れずにします。四肢をおこなうときはすこし力を入れます。

8　理想的なのは5〜20分ほどマッサージをおこない、10〜15分ほど時間をおいて、その後10分ほどゆっくりとからだを温めることです。お風呂でもシャワーでも、サウナでもよいです。汗が出はじめる程度にまで温めます。その後オイルを洗い流します。

9　オイルを塗布してすぐ落とすのであれば、すこしオイルが残っているくらいがちょうどよいです。この場合、首から下はふだん陽にあたることがないため、日焼けの心配をする必要がないですから、シャワーで落とすだけで十分です。このとき、全身で大匙2杯程度のオイルしか使用していなければ、べたつく心配はありません。なお、顔や頭など陽のあたる場所は洗顔剤やシャンプーなどを使って落としてください。

10　マッサージをおこなうのに適している時間帯は以下のとおりです。

(1)　排便をしてからだが軽く感じているときがもっとも適しています。
(2)　食後2時間以内で、胃がもたれているときにはおこないません。
(3)　朝おこなうのがもっとも効果的です。排便し、洗顔してからおこないます。
(4)　朝できないひとは、夕方におこなってもかまいません。夜、夕食が消化されてから、お風呂に入る前におこなっても構いません。

最後にオイルマッサージをおこなってはいけないとき、おこなってはいけないひとをあげておきます。

発熱、炎症反応、消化不良で全身がだるく、倦怠感《けんたいかん》があるときはおこなわないでください。発熱がある場合は熱が完全に下がってから、炎症のある人は炎症が引いてから、消化不良のひとは消化機能が完全に回復してからおこなうようにします。

また、何か病気をもっているひとは専門の医師に診《み》てもらう必要があります。女性の場合は生理の最初の3日間と妊娠中（頭と腕と足のみ可能）はおこないません。

42
服装の選び方と朝食の例

⑧アーユルヴェーダ式のリラックス法を5分から10分ほどおこないます

オイルマッサージをおこない、その後シャワーか入浴でよくからだを温めたら、アーユルヴェーダ式のリラックス法をおこないます。

からだの浄化がすんできれいになり、また十分な活動ができるだけの代謝の状態になったところで、こころのストレスを浄化し、静けさを体験するのです。

こころを純粋意識に浸《ひた》し、活動をするための滋養《じよう》をあたえるのです。

すでにマハリシ・アーユルヴェーダの瞑想法《めいそうほう》であるＴＭについては紹介し、そのやり方に準じた「アーユルヴェーダ式リラックス法」の具体的なやり方について解説しましたので、ぜひそちらを参考にして実践してください（１０９ページ参照）。

⑨清潔で季節や活動に応じた快適な服を着ます

瞑想またはリラックス法をおこない、こころが静けさを体験したら、いよいよ活動です。

わたしたちは、活動にふさわしい服装をします。ただ楽な格好であればいいわけではありません。活動内容や季節に合わせて服装を選びましょう。

服装選びのポイントを簡単にまとめておきます。

●アーユルヴェーダ式服装の選び方のポイント

1 清潔であること。

2 体型に合っており、大きすぎず、小さすぎないこと。からだを極端に締めつけないようにします。

3 直接肌に触れる衣類は、木綿《もめん》が理想的。とくに肌着は木綿がよく、化学繊維類はさけるべきです。

4 夏などの暑い季節は、白色系を基調とした麻や木綿製品がよく、冬などの寒い季節は、暖色系の絹やウール製品がよいでしょう。

5 ヴァータ体質あるいはヴァータが強い体質の人は、緑・黄・オレンジ色系の木綿や絹やウール製品が、ピッタ体質あるいはピッタが強い体質の人は、白・青・緑色系の麻や木綿製品が、カパ体質あるいはカパが強い体質の人は、オレンジ・赤色系の絹・ウール製品がよいでしょう。

⑩軽い朝食をとります

朝食は、カパの時間帯に食べるので、まだアグニ（消化力）が上がっていないために、一日のうちでいちばん軽くすべきです。

一般的に、**朝食、昼食、夕食の量や質の比率は、１：３：２**といわれています。

そのうえで、自分の体質に合わせて朝食を食べるようにするとよいのです。美樹江さんはカパが乱れていたので、カパの強い体質のひとによい朝食を食べるようにすすめました。

●朝食の具体例

1　朝は、８時までにからだが温まる食事を軽めに食べます。

2　食事の量や質は、一日のうちでいちばん軽く、少なめにします。

3　ヴァータ体質のひと、もしくはヴァータが乱れているひとは、温かいスープを中心に穀物をふくむ食事をある程度きちんと規則的に食べます。

例1　カップ1杯のミルクに、デーツ数個、ドライイチジク数個、カシューナッツ数個、アーモンド数個、セモリナ粉大匙1杯などを入れて調理して食べます。

例2　ご飯1杯、豆腐の入った味噌汁、野菜の炒《いた》めものなど。

例3　甘味のあるハーブティ（カモミールなど）1～2杯と、全粒粉《ぜんりゅうこ》でつくったチャパティ（つくり方は181ページ）または天然酵母《こうぼ》の全粒粉のパンにギーとジャムを塗って食べます。

4　ピッタ体質のひと、もしくはピッタが乱れているひとは、ある程度の量をきちんと食べます。

例1　カップ1杯のミルクに、レーズン大匙2杯、デーツ数個、ギー小匙1杯を入れて調理して食べます。

例2　ご飯1、2杯と、薄味の味噌汁と、温野菜（とくに緑色、葉物）。

例3　甘味のあるハーブティ（カモミールなど）1、2杯と、全粒粉でつくったチャパティまたは天然酵母の全粒粉のパンにギーとジャムを塗って食べます。

5　カパ体質のひと、もしくはカパが乱れているひとは、あまり多くは食べません。基本は温かく軽いスープを飲みます。

例1　押し麦と緑の野菜（とくに葉物）のスープを飲みます。

例2　ハーブティを飲みます。

例3　すったショウガを入れた味噌汁を飲みます。

チャパティは、全粒粉の小麦でつくる無発酵《むはっこう》のパンです。全粒粉の小麦は、精白した小麦と比較するとカパが少なく、軽い質をもっています。さらに、無発酵であるため、ドーシャを乱すこともなく、通常のパンと比較するとたいへん消化によく、健康的な食品です。

消化力が落ちていると感じるときや、からだが重く感じるときなど、いつでもチャパティをつくって食べるようにするとよいでしょう。

■用意するもの
・チャパティの粉（小麦の全粒粉）　１つかみ
・お湯
・（好みで）ギー　少量
・（好みで）クミンシード、アニスシード、コリアンダーまたはバジルの生葉

■つくり方
１（ギーやスパイスを使う場合は）チャパティの粉を少量のギーと混ぜ、好みのスパイスを混ぜます。

２チャパティの粉にお湯（40度程度）を加えて柔らかい生地をつくります。生地は耳たぶ

くらいの柔らかさにし、粘つかないようにします。
3　生地を30分以上そのままにしておきます。
4　テーブルの上にいくらかの小麦粉をふり生地をゴルフボールくらいの大きさに分けます。
5　生地の玉を手のひらでテーブルにしっかり押しつけて平らにします。
6　生地の表面に小麦粉をふるい、麺棒《めんぼう》を使って生地を丸い形にします。
7　麺棒がくっつかなくなるまで、生地の表面に小麦粉をふるいながら、生地を何度も引っくり返し2ミリくらいの厚さまで伸ばします。
8　フライパンを熱くなるまで加熱し、そこに生地を1個入れて焼きます。油は使いません。平らな木べらなどを使い、こまめに何度も引っくり返します。
9　触れるとまだ柔らかくても十分に調理されていれば出来あがりです。

43　午前中の過ごし方と昼食の例

⑪午前中の活動にはいります

軽い朝食がすんだら、本格的な活動開始です。午前中の10時までは、カパが優位な時間帯です（150ページ参照）。ですから、10時まではじっと座る作業ではなく、できるだけからだを動かす活動がよいでしょう。

とくに、美樹江さんは、すでにカパを乱し、こころのタマスが優位になっていますので、座っておこなうような作業などは不向きで、部屋の掃除、買い物、外まわりの仕事などがよいのです。

主婦である美樹江さんは、夫が会社に出てしまえばひとりになり、誰かに指示されるわけでもないので、ややもすると午前中じっと家のなかでこもってしまいがちです。

そうならないように、とくに朝のうちに汚れものを洗濯し、掃除機をかけ、アイロンがけをし、ゴミを出し、そして積極的に不要品の処分をするようにいったのです。

カパが乱れると、物をためこむようになってしまいます。読んでいない雑誌や本を積みあげ、着ることのない洋服がタンスのなかにあふれ、冷蔵庫は賞味期限切れの食品でいっぱいになってしまうのです。

空間が物であふれているのは、カパが乱れているひとの特徴であり、また物をためこむとさらにカパの乱れが悪化します。

ですから、まずは積極的に空間づくりのために、一度読んだ雑誌や本、1年以上着ていない服、そして賞味期限切れの食品をすべて処分するように処方したのです。

カパが悪化すると、こころのタマスが優位となり、執着心が増します（96ページ参照）。いまは使っていないけれど使うかもしれない、一度手放したらもう手に入らないかもしれない、まだまだ使えるからもったいない、などの思いから、さまざまなものを手放すことができないまま、どんどんと物がたまり、空間がなくなっていくのです。

空間は、ヴァータの要素です。空間があるから「動き」が生まれます。つまり、カパの乱れによって空間がなくなっていくと、ヴァータが障害され、こころやからだが動かなくなってしまうのです。

ですから、まず朝に部屋の空間を広くとるようにつとめ、こころとからだが動けるようにすることが、一日の活動にとても大切なのです。

もちろん、朝カパの時間に空間をとることは、ピッタが強い体質のひとにも大切です。なぜなら、空間があることによってヴァータが整うと、火の質をもつピッタにもよいからです。

⑫昼食を季節や体調に合わせて食べます

午前中の活動をしっかりおこなうことで、10時以降のピッタの時間帯になると、アグニ（消化力）が上がってきます。

一日のうちでアグニがいちばん強い昼時に、一日の中心となる昼食をきちんと食べるべきです。

カパを乱している美樹江さんは、昼食を食べてからだが重くなると眠くなってしまうという理由で、ほとんど食べないこともあり、その分を夜に食べるという習慣がありました。

夕食の時間は、朝食と同様にカパが優位になる時間帯ですので、このときたくさん食べるようにすると、アグニは昼よりも落ちているためにきちんと消化されず、アーマ（未消化物、毒素）ができてしまい、からだが重く、鈍くなってしまうのです。

また、昼の強いアグニのときにきちんと食べることで、ひとは午後の活動のためのこころの柱となる満足感を得ることができるのですが、美樹江さんはほとんど食べていなかったので、午後につながるこころの活力がなかったのです。

とにかく、**昼食はからだだけではなく、こころにもとても大切なもの**だということを説明し、きちんと食べるように指示しました。

●**昼食の具体例**

1　昼は、11時から2時までの間に一日の中心の食事としてきちんと食べます。

2　量および質ともにしっかりと食べ、十分な満足感を得る食事をします。

3 ヴァータ体質のひと、もしくはヴァータが乱れているひとは、油をふくむ、十分な量の食事をします。穀物をきちんと食べます。
例 炊《た》いたご飯（ときどきなら玄米もＯＫ）、油で炒めた野菜、温かいうどん、焼きそば、おにぎり、豆腐や油揚げが入った味噌汁、チーズやバターを使った料理、キンピラゴボウ、親子丼、マグロやサバのような赤身や青背の魚料理など。
4 ピッタ体質のひと、もしくはピッタが乱れているひとは、からだを熱くしすぎないものを選び、十分な満足感を得る食事をします。
例 豆ご飯、緑の野菜のサラダ（酸味の強いドレッシングは使わない）、ギーやオリーブ油を使った炒め物、酸味の少ない乳製品、冷やしそうめん、冷やしうどん、冷やしそば、おにぎり、いなりずし、豆腐料理、ときどき鶏肉の料理（から揚げは除く）など。
5 カパ体質のひと、もしくはカパが乱れているひとは、極端に油の多い食事は避け、緑の野菜をより多く食べます。
例 すこし押し麦や雑穀（ひえ、あわ、きびなど）を混ぜて炊いたご飯、野菜入りの味噌汁、野菜の煮物、ムング豆のスープ、鶏肉の料理など。

44 昼食後から午後の過ごし方

⑬昼食後、20分程度の散歩をします

昼食を食べ終えたら、５分から10分の食休みをとり、その後20分程度の散歩をするとピッタが上がり、消化がうながされます。

消化は、ドーシャにもとづく３つのステップがあります。

◆ステップ１――カパにもとづく口から胃までの消化

食物は、まず口で咀嚼《そしゃく》され、唾液《だえき》と混ざることで、初期段階の消化を受けます。いくらか消化された食物は食道を通って胃にはいり、そこで一度とどまります。

◆ステップ２――ピッタにもとづく胃や十二指腸における消化

胃や十二指腸から分泌《ぶんぴつ》される酸によって、食物はさらなる消化を受けます。ここで、炭水化物、タンパク質の大半は吸収可能な状態にまで消化されます。

◆ステップ３――ヴァータにもとづく小腸や大腸からの吸収

消化された食物は、小腸内を進みながら、小腸壁から血液へと吸収されます。また、大腸壁からは水分が吸収され、最終的に老廃物としての便が残ります。

この3つのステップは、およそ1時間ずつかけて進行します。つまり、まず食後の最初の1時間はカパが優位となり、ステップ1が進みます。そのため、食後5分から10分程度休むことによって、正常な形でカパを誘導し、速《すみ》やかにステップ1がすすむようにするのです。

しかし、そのまま休んでいるとカパが悪化してしまい、消化がとどこおってしまうため、ステップ2につなげ、いくらかピッタを上げるために、20分程度の散歩をするとよいのです。

このときの散歩は、けっして急がずに、ゆっくりと歩くべきです。早歩きをしたり、息が上がるようなウォーキングはヴァータを乱してしまい、かえって消化を乱してしまいます。

食後に眠くなってしまう方は、カパが乱れています。食後しばらくするとステップ1でカパが上がってきます。このときに、すでにカパが乱れているために、よりカパが悪化してしまい、眠くなるのです。

このとき寝てしまうと、さらにカパが乱れてしまうので、散歩をしてカパを減らし、ピッタを上げて消化力を高めるようにするのがよいのです。

それでも眠くなってしまう方は、散歩から戻った後に、白湯を100ミリリットルほど飲むと、さらにピッタが上がり、消化がすすむために、眠気がおさまります。

⑭午後の活動にはいります

昼食を食べ終わり、およそ40分から50分ほど経ったら、本格的に活動をはじめます。午後の2時から6時まではヴァータが優位になる時間帯です。この時間帯は、活動に適しています。

活動は、大きく2つに分けることができます。1つが「仕事」で、もう1つが「レクリエーション」です。どちらも、生命の本質である成長と、人生の目的である幸福の拡大のために、なくてはならない大切なものです。

活動の中心となるのは「仕事」です。この場合の仕事とは、主にダルマのことです。そして、「レクリエーション」は、適切にダルマを遂行するための潤滑油《じゅんかつゆ》の役割を担います。

ひとは、一日2回、午前と午後に活動の時間をもうけ、そこで自身のダルマを遂行します。車にたとえれば、活動は目的地に向かうドライブに相当します。そのドライブには、坂もあれば、カーブもあります。ときに渋滞《じゅうたい》のような障害もあるでしょう。そんなドライブには、ときどき横道にそれ、名所観光のための停車もあるでしょう。それがレクリエーションです。

人生を進め、モークシャ（成就《じょうじゅ》）へと向かわせる中心となる活動は、あくまでも仕事（ダルマ）です。レクリエーションはどんなに楽しくても、それによって人生が進むことはなく、一時的な余暇に過ぎません。

なかには、レクリエーションに多くの時間や体力を使い、かえって疲れてしまう方がいます。そのようなことだと、仕事に支障《ししょう》をきたし、人生を進めることが容易ではなくなってしまいますので気をつけるべきです。

レクリエーションは、創造的で調和的な仕事に結びつくようなものが理想的です。自身の体質や気質を楽しむようなレクリエーションは、自身を肯定《こうてい》し、いきいきとした仕事に結びつきます。

たとえば、美樹江さんであれば、感受性の高い「三本派」を生かし、素敵な絵画を鑑賞したり、クラシックのコンサートを聴《き》くのもよいでしょう。そうした活動は、美樹江さんにとってとても大きな感動をあたえ、ごく自然と仕事への意欲が増すことでしょう。

反対に、レクリエーションに適さない活動もあります。

たとえば、だらだらと家でテレビを観《み》たり、ネットを長時間見るなどの活動は、むだに神経を疲労させてしまい、こころのタマス（不活発性）を増やしてしまうために、毎日つづけているとこころは弱くなってしまい、創造的で調和的な仕事（ダルマ）をおこなうことができなくなってしまいます。

さらに、レクリエーションを休息と誤解されている方も大勢います。レクリエーションは、休息ではなく、あくまでも活動に属します。かりに、家でゴロゴロする、だらだらとテレビを観る、などの非生産的なものであっても、神経は活動しています。

休息については、くわしく後述しますが、活動のためのエネルギーを確保するためのもので、本質的にレクリエーションとは区別されるものです。

車にたとえれば、休息とはドライブのためにスタンドに寄って給油をするようなものです。たんに、インターチェンジに立ち寄り、用を足したり、コーヒーを飲むのは、レクリエーションであり休息ではありません。休息は、活動のために必要なエネルギーをチャージするものだからです。

45

夕方にこころがけたいこと

⑮夕方に30分程度の休息をとります

夕方とは、午後のヴァータの時間帯の最後の1～2時間を指します。すなわち、およそ4時から6時までのことで、ここで一度活動を停止し、ふたたび夜の活動のために休息をとるのです。

前にも述べましたが、真の意味での「休息」とは、ただのんびりすることではありません。活動のためにエネルギーをチャージすることを指します。これは、休息の深さが関係しています。

広い意味でいえば、それまでの活動を停止し、30分程度の休憩時間をもうけ、そこで雑誌でもながめながら、お茶を飲むことも休息といえるかもしれません。しかし、アーユルヴェーダの考え方からすれば、それはレクリエーションであり、休息ではありません。

なぜなら、その時間、たとえリラックスした気持ちになっていたとしても、神経や胃腸をはたらかせていることには変わらず、厳密にいえば、エネルギーをチャージしているのではなく、エネルギーを消費しているからです。

かりに、まったく何もしない、ただ座っている時間を30分とったとしても、エネルギー消費が最小限になっているだけのことで、やはり積極的にエネルギーをチャージしているわけではないのです。

では、どのような状態がエネルギーをチャージしているのかといえば、目を閉じ、意識が心の内側にはいりながら、こころとからだが深く休まっている状態をいいます。

つまり、十分に深く眠りについているとき、あるいは瞑想をしているときを指しています。

通常、わたしたちの気づきの意識は、目や耳といった五感をとおして外の世界に向いています。ところが、睡眠中や瞑想中は、目を閉じることで、外界へ向かう意識は内側に向き、やがて眠りにつくことで意識はより深く内側にはいり、また瞑想によって、気づきの意識はこころという主観的な経験の場を超えて、純粋意識へと開かれていきます。

このように**意識が内側に向かうとき、こころとからだは深く休息し、エネルギーチャージがなされる**のです。

ですから、夕方に一度休息をとり、日中の活動で消費したエネルギーをチャージするためには、睡眠をとるか、あるいは瞑想をするのがよいことになるのですが、じつは夕方は睡眠には適していません。

睡眠と瞑想にはいくつかの違いがありますが、その一つに睡眠はカパを増す行為であるため、適切な時間帯にとらないと、カパを乱してしまうのです。

もっとも不適切な睡眠は、食後の昼寝です。

昼食後の１時間以内に眠くなり、そのまま横になって寝てしまうと非常にカパを乱してしまい、カパの重く、鈍い質によってアグニ（消化力）が弱り、消化がうまくいかず、アーマ（未消化物）をつくる原因になってしまいます。

また、カパを乱すことでこころのタマス（不活発性）が増し、怠惰な状態を招いてしまうのです（次のような方は、例外として昼寝をすることができます。高齢者、幼小児、極端に消耗しているひと、病気で寝ているひと、妊娠中の女性、夏で体力がとても落ちて弱っているひとなどです）。

睡眠は夜のカパの時間帯（6～10時）に床についてとるのがもっとも適しています。こうすることで、眠りを深くすることが可能だからです。このことについては後述します。

そのような理由から、夕方にもっとも適した休息は瞑想です。本書ではＴＭ（超越瞑想）をすすめていますが、まだ実習をはじめていない方は、本書で紹介したＴＭのやり方に準じたアーユルヴェーダ式リラックス法を実践しましょう。ＴＭのように直接的に純粋意識を体験することはできませんが、気づきの意識をこころの内側に向け、こころとからだを休ませ、活動によって生じたストレスを浄化することができます。

46 半身浴の仕方と夕食の例

⑯半身浴をします

美樹江さんの場合、カパの乱れからからだが冷えていましたので、夕方に半身浴をするこ

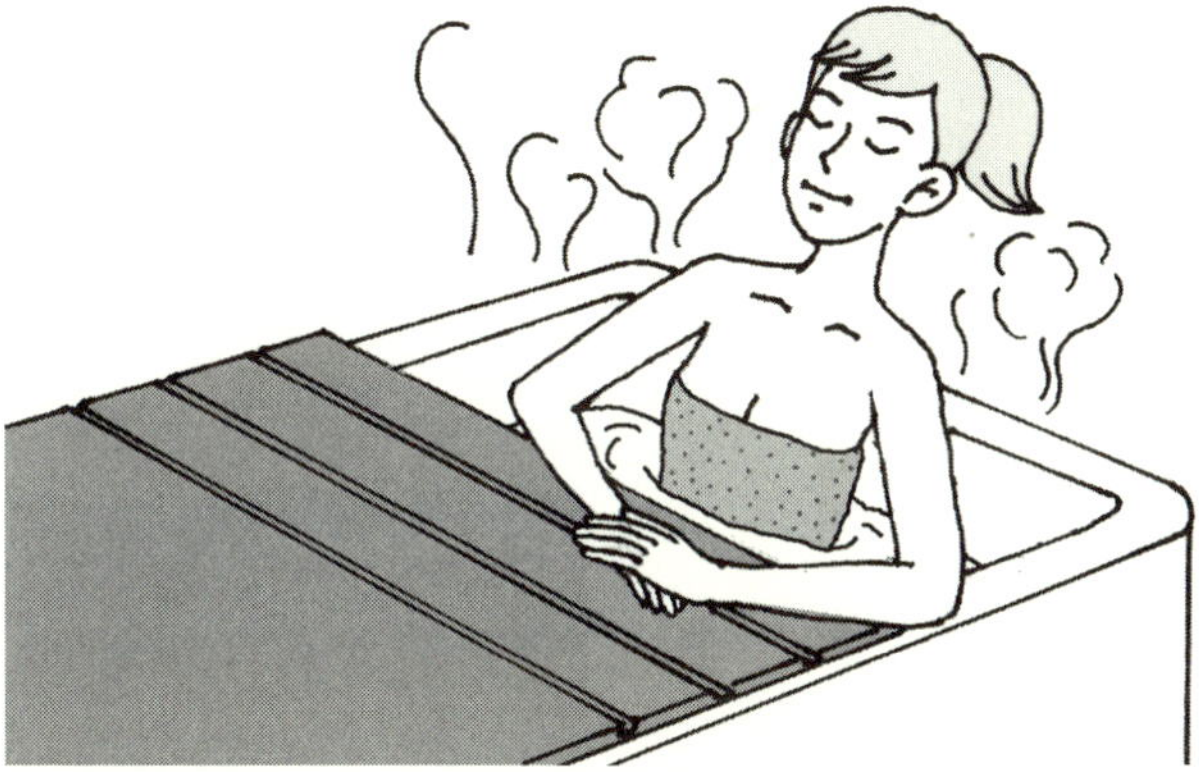

とをすすめました。

半身浴は、朝、オイルマッサージをおこなった後か、夕方におこなうのが適しています。夜寝る前に半身浴をする方がいますが、これはあまりよくありません。

朝、からだがまだ冷えている時間帯に半身浴をおこないからだを温めるか、夕方のヴァータの時間帯（6時まで）にはいるのがよいのです。

夜寝る前のピッタの時間帯（10～2時）に半身浴をおこなうと、ピッタが乱れ眠りの質が悪くなり、ひとによっては寝つきが悪くなったり、夜中に目が覚めてしまいます。

このような理由から、夜は軽く入浴し、すこしからだが温まり、緊張がほぐれる程度にはいるのがよいのです。

では、ここでアーユルヴェーダがすすめる半身浴の仕方について説明します。

●半身浴の仕方

40度程度のぬるめの湯にへそ程度まで浸《つ》かります。このとき風呂にフタがあれば半分ほど閉め、その上に両腕をのせて、腕も湯に浸からないようにします。

上半身が濡《ぬ》れていると冷えるので、半身浴をするときには下半身だけ流して浸かるようにします。浸かる時間はおよそ20～30分を目安にします。軽く汗をかくまで入れば十分です。

⑰夕食を昼食よりも軽めに食べます

夕食はその日の2回めのカパの時間帯（6時から10時）に食べますので、アグニ（消化力）は昼に比べると落ちています。ですから、量や質を軽くし、できるだけ8時までに終わらせるようにします。

●夕食の具体例

1　夜は、6時から8時の間に、昼よりは量および質ともに軽く食べます。

2　8時を過ぎる場合は、量および質ともにより軽くして、原則として3日間以上9時過ぎに食べないようにします。

３　ヴァータ体質のひと、もしくはヴァータが乱れているひとは、ある程度油をふくむ食事をします。量は昼よりも少なくします。

例　炊いたご飯、お粥《かゆ》、温かいうどん、温かいにゅうめん、野菜や厚揚げの油炒め、サツマイモがはいった味噌汁など。

４　ピッタ体質のひと、もしくはピッタが乱れているひとは、からだを熱くしすぎないものを選び、ある程度の量の食事をします。

例　少々押し麦やイエロームング豆を入れて炊いたご飯、イエロームング豆のスープ、お粥、緑の野菜のスープ、小松菜のお浸し、白和《しらあ》え、緑の野菜のギーの炒め物など。

５　カパ体質のひと、もしくはカパが乱れているひとは、油分の少ない、軽い食事をします。

例　押し麦やイエロームング豆を３割程度混ぜて炊いたご飯、イエロームング豆のスープ、お粥、緑の野菜のスープ、温野菜など。

⑱夕食後、20分程度の散歩をします

夕食後は、消化をうながすために、昼食後と同様に短めの軽い散歩をします。

一日働き疲れて帰宅してから食べる夕食の後に、散歩などいやという方もいるでしょう。

そして、夕食後にじっとテレビの前に座り、１時間、２時間と動かない人も大勢いると思います。

とくに、美樹江さんのようにカパが増えている方は、食後により重くなってしまうために、動きたくなくなってしまいます。

しかし、そんなひとにこそ、すこし散歩をしてピッタを刺激し、アグニを高めてほしいのです。

たった20分程度の散歩をするだけで、消化の進み方がまったくかわり、夜の眠りにもよい影響をおよぼし、朝もからだを軽く感じて楽に起きられることでしょう。

47 夕食後の過ごし方と眠り方

⑲心地よいくつろげる活動をします
夕食後から寝るまでの間の活動は、家族との団欒《だんらん》や軽い読書などの、リラックスできる活動をします。

からだを完全に横にして半分眠りながら観るテレビ、インターネットなどで調べもの、あるいはジョギングのような運動は不適切です。怠惰にならず、しかし緊張や負荷《ふか》をかけない、くつろげる活動を選んでください。

横になってだらだらしてしまうと、カパを乱してしまうためにアグニを弱らせ、夕食がきちんと消化できなくなってしまいます。また、一眠りしてしまうと、夜の睡眠を障害し、質のわるい眠りになってしまいます。

また、神経をつかうパソコン作業や、運動などのように、交感神経を刺激するような活動は、明らかにヴァータやピッタを乱し、寝つきをわるくするか、眠りの質を落としてしまいます。

夕食後の寝るまでの間は、消化を妨《さまた》げず、かつ良質な睡眠につながるような活動がふさわしいのです。

「⑯半身浴をします」の項（１９４ページ参照）でも解説しましたが、寝る前の入浴は、ほどよく緊張がほぐれる程度の短いものにします。しっかりとからだを温めてしまうと、ピッタを乱して眠りが浅くなってしまう原因になるため、ひとによって夜中に目がさめやすくなります。

もし、どうしても足先が冷えていて眠りにくい、という方は、入浴で温めるのではなくて、足湯で足だけを温めるようにするのがよいでしょう。

⑳早めに就寝します

就寝は夜のカパの時間帯（6時から10時）の間に床につくのが理想です。少なくとも、10時半までには床につかないと、やがて次のピッタの時間帯（10時から2時）にはいり、ピッタの熱の質によって代謝が上がり、眠りが浅くなってしまいます。

眠りは、たんに時間だけではなく、その深さがとても大切です。

一般的に、ヴァータ型のひとは8～9時間、ピッタ型のひとは7～8時間、そしてカパ型のひとは6～7時間の睡眠時間が必要といわれています。

しかし、同じ7時間でも、12時から7時までと、10時から5時まででは床につく時間が後者のほうが早いために、前者よりもずっと眠りが深く良質の睡眠になるのです。

眠りが浅くても、長く寝れば同じなのではないかと思うかもしれませんが、そうではありません。

たしかに長さ×深さ＝量と考えれば、量は同じになるかもしれませんが、深く眠らなければとれない疲れやストレスがあるのです。

じっさい遅い時間に床につき、その分朝遅くまで寝たことのある方はいらっしゃるでしょう。

そのとき、目覚めがあまり気持ちのよいものではなく、むしろだるさを感じたのではないでしょうか。

これは、遅い時間に寝たことで眠りが浅くなったために、神経系や生理機能の深いレベルの疲れがとりきれておらず、さらに朝のカパの時間帯（6時から10時）に寝ていることで、こころやからだが重く鈍くなってしまったからです。

このように、睡眠はただ寝ればよいものではなく、翌日の活動のためにしっかりと疲労をとり、十分なエネルギーチャージをするものにする必要があるのです。


美樹江さんには、このようなドーシャのバランスを整えるための一日の過ごし方を説明し、自分に無理なくはじめられる項目からとり入れるようにすすめました。

自分に無理なくできる項目をはじめ、それによって自身のバランスがいくらか整ってくると、いままでできなかった他の項目も楽にできるようになっていきます。

それは、理知の誤りが正され、わかっていてもできなかったことが、もっと自然にできるようになったからです。

20項目のすべてがすぐにできるようにはなりません。もしかしたら何年もかかるかもしれません。しかし、一つ一つできることが増えていき、やがて気がついたら、いまよりもずっと元気になっているのです。

美樹江さんは、診察を一月ごとに繰り返し、そのたびにすこしずつ元気になっていることを確認していきました。

そして、およそ半年経った頃、はじめて来院したときのような、こころとからだの疲れはすっかりなくなり、ドーシャのバランスは整い、そしてオージャス（いのちの活力エネルギー）もずいぶん増えていました。

そんな美樹江さんは、いままでは滅多なことではひとから傷つけられるようなことばをいわれることもなくなり、とても明るくなったのです。

美樹江さんは、一つ一つ自然の摂理《せつり》にしたがった生活をとり入れることで、いままで自分でも気がつかなかった理知の誤りをどんどん正していきました。そして、バランスの整ったひとになり、それが人間関係においてあらわれているのです。

美樹江さんは、無理をしてひとに合わせるような生き方ではなく、本来の自分をとり戻し、そして以前よりもずっと幸福になっています。

すべてのひとは、自身の体質や気質をもっています。

理知の誤りがなくなり、理知が正しく機能するようになると、その体質や気質が本当の意味でいきいきと輝きだして、そのひと本来のよさがあらわれ、そして健康や幸福を手にしていくことができるのです。

おわりに――誤りをとり除いて生きる

すべての人がもっている「理知」という決定する能力。

その能力は、わたしたちが通常、意識していないさまざまなレベルではたらいていて、わたしたちの感覚、判断、行動などのあらゆる機能をもたらしています。

そして、その決定はときに間違えることもあり、それは単なる思いこみであったり、わかっていてもできないものであったり、まったく気がつくこともないものであるかもしれません。

そうした理知の誤りによって、健康を害し、人間関係をむずかしくし、そしてダルマを見誤ってしまうこともあります。

ひとはその個人特有の体質や気質をもち、それらはその個人にあたえられたダルマをなしていくための才能です。しかし、理知の誤りがあると、自分ではない者になろうとした結果、才能を発揮することができず、成長や幸福の拡大を体験することができなくなってしまうのです。

理知のはたらきを整える術は、日常の生活のなかにあります。

朝起きてから、夜寝るまでの間、ドーシャの時間帯に沿った自然の摂理《せつり》にかなう生活を送ることで、私たちはドーシャのバランスを整え、オージャスを増やし、そして理知の誤りをとり除いていくことができます。

そして、自分にあたえられた才能を生かし、ダルマをおこない、願望を一つ一つ満たしながら、自身の幸福を手にしていくのです。

本書で紹介した、さまざまな知識や生活の知恵は、どれもみなひとが幸福になっていくためのものです。

美樹江さんと同様に、どれからはじめていただいてもかまいません。

一つでも、二つでも、自分にできることからはじめ、それをつづけていけば必ず理知の誤りがなくなっていき、やがていまよりもずっと健康で、幸福な自分になっていることに気がつくでしょう。

付録1　ほんとうの自分を知るプラクリティ・チェック

10歳未満の自分を思いだして、以下の質問ごとに、その頃のあなたに当てはまるものを一つ選んでチェックします。あまり考えこまず、直感で選んでください。最後にチェックした数を横に集計してください。

活動状況は？	□素早い、率先する	□普通の速さ	□ゆっくり
興奮しやすかった？	□たいへんしやすい	□しやすい	□ほとんどしない
ものごとにすぐ動じた？	□とても動じやすい	□多少、癇《かん》にさわる	□影響されない
もの覚えと理解は？	□早いが表面的な理解	□普通、応用が得意	□遅いが深く理解する
記憶力は？	□忘れやすい	□普通	□覚えたら忘れない
消化は？	□不規則	□強い	□ゆっくり
食欲は？	□不規則	□強い	□弱い
たくさん食べられた？	□ムラがある	□食べられる	□食べられない
好みの味は？	□甘い、しょっぱい、すっぱい	□甘い、苦《にが》い、渋い	□辛《から》い、苦い、渋い
ほっとする食事は？	□温かい食事と温かい飲みもの	□冷たい飲みものと熱くない食事	□パサパサしたものと乾燥したもの

	ヴァータ	ピッタ	カパ
外出したくない日は？	□乾燥した日	□暑い日	□寒くどんよりした日
睡眠の状態は？	□浅く、目覚めやすい（4～6時間）	□気持ちよく眠れる（6～8時間）	□深いが、少し重い（8時間以上）
よく見た夢は？	□怖い、飛ぶ、走る、飛びあがる、木、山	□怒り、暴力的、激しい炎、稲妻、太陽	□水、湖、鳥、白鳥、雲、空、花々
便通は？	□不規則	□一日2回以上	□規則的
便の状態は？	□硬い	□軟便	□中間
発汗の状態は？	□ほとんどかかない	□汗かき、腋臭	□少しかく
異性に関して	□すぐに意識するが、あまり行動しない	□適度に意識し、確実に行動する	□性的な欲求がとても強い
こころの状態は？	□悩みが多い、注意散漫、こころここにあらず、考えや行動が混乱	□イライラしやすい、怒りやすい、まわりが目に入らない	□落ちつきがある、問題の解決は遅いが確実に仕上げる
活動時の傾向は？	□乱雑、壊す	□正確、堅苦しい	□遅れる
話し方と会話は？	□早口、話が飛ぶ、おしゃべり、ブロークン	□明晰《めいせき》、鋭い、きつい、話し上手	□温かい、明瞭、ゆっくり、太鼓か雷鳴のよう
歩き方は？	□軽快、活発、速い、せわしない	□しっかりしている、等速	□安定感がある、ゆっくり、遅い
関節は？	□ポキポキ鳴る、こわばっていて硬い	□しまりがなくやわらかい	□強い、引きしまって頑丈
合計	個	個	個

プラクリティ・チェックの診断結果

この診断チェックでは、プラクリティから大きく逸脱していないと思われる、あなたの幼い頃の状態についてお尋《たず》ねしました。集計した個数をもとに、以下のうち当てはまるタイプを選び、解説をお読みください。

①ヴァータの個数がピッタ、カパの2倍以上 ⟶【ヴァータ体質】
②ピッタの個数がヴァータ、カパの2倍以上 ⟶【ピッタ体質】
③カパの個数がヴァータ、ピッタの2倍以上 ⟶【カパ体質】
④ヴァータとピッタの個数がカパよりもかなり多い⟶【ヴァータ・ピッタ体質】
⑤ヴァータとカパの個数がピッタよりもかなり多い⟶【ヴァータ・カパ体質】
⑥ピッタとカパの個数がヴァータよりもかなり多い⟶【ピッタ・カパ体質】
⑦ヴァータ、ピッタ、カパの個数がほとんど同数⟶【ヴァータ・ピッタ・カパ体質】

①ヴァータ体質

ヴァータの「動きと軽さの質」を強くもつタイプです。明るく快活で社交性に富み、周囲を楽しませる才能があります。ものごとを感覚的、直感的にとらえる傾向があり、気分の切り替えが早いのが特徴。行動は素早く軽快で、変化と自由を好み、一カ所に落ちつくことをきらいます。好奇心旺盛《おうせい》で、さまざまな体験、情報を求めて積極的に活動を広げます。

②ピッタ体質

ピッタの「熱と鋭さの質」を強くもつタイプです。思考にも行動にも無駄がなく、切れ味がよいのが特徴です。高い知性に恵まれ、速《すみ》やかな理解力と鋭い分析力をもつため、応用がきき、問題解決能力に優《すぐ》れています。情熱的、精力的で正義感が強く、チャレンジ精神も旺盛。困難に出会っても苦痛と思わず乗り越えることを喜びとする人で、リーダーとしての統率力を発揮。

③カパ体質

カパの「重さと安定の質」を強くもつタイプです。思慮《しりょ》深く、つねに悠然《ゆうぜん》とした落ちつきがあり、ものごとに動じることなく対処できます。温厚《おんこう》、寛大《かんだい》な人柄と、平和的、献身的な姿勢をもち、豊かな愛情と包容力《ほうようりょく》で人々に癒《いや》しを与えます。また辛抱《しんぼう》強く堅実で持久力《じきゅうりょく》があり、はじめたことは途中で投げだしたりせず、ゆっくりとですが確実にやりとげることができます。

④ヴァータ・ピッタ体質

ヴァータの「動きと軽さの質」、ピッタの「熱と鋭さの質」を融合《ゆうごう》させているタイプです。たくさんの情報を正確に扱う情報処理能力に優れています。状況判断を的確におこなって、素早く行動することができるので、とくに仕事面で真価が発揮されます。

⑤ヴァータ・カパ体質

ヴァータの「動きと軽さの質」、カパの「重さと安定の質」を融合させているタイプです。思考もしゃべり方も行動も速いのですが、同時に安定性と深みがあるので、決して散漫、浅薄《せんぱく》にならず、落ちつきをもちます。軽快さと安定性という、対極にある質を兼ね備えた幅の広さ、意外性が人を惹《ひ》きつけます。

⑥ピッタ・カパ体質

強いエネルギーをつくるピッタと、それを溜《た》めるカパの質を融合させているタイプです。鋭い知性の持ち主ですが、決して攻撃的ではなく、人当たりはやわらかです。安定した意志力をもち、一度はじめたことは中途半端に終わらせず、情熱と集中力、辛抱強さをもってなしとげることができます。

⑦ヴァータ・ピッタ・カパ体質

3つのドーシャを同じ割合でもつ、比較的めずらしいタイプです。あるときは軽やかで発想豊か、あるときは知的で情熱的。またあるときは慈愛《じあい》深くおだやかな在《あ》り方を見せます。ドーシャが乱れやすい傾向があり、一般的にはヴァータを乱すケースが多く見られます。

付録2　いまの自分の乱れを知るヴィクリティ・チェック

以下の項目のうち、あなたに当てはまるものをすべてチェックしてください。最後に、チェックした数を横に集計してください。

1　朝、目が覚めたときに……

□疲労感がとれていない	□空腹感が強い	□からだが重く、眠い
□舌苔《ぜったい》または排泄《はいせつ》が褐色《かっしょく》	□舌苔または排泄が黄色	□舌苔または排泄が白色
□口の中が渋い	□口の中が苦い	□口の中が粘《ねば》つく

2　日中……

□慢性の疲労感がある	□イライラしがち	□眠気がとれない
□不安や心配が多い	□批判的、攻撃的である	□考えや行動が鈍い
□考えごとが多い	□不満足感、虚無感がある	□内向的である
□こころが落ちつかない	□多汗、体臭がきつい	□こころが暗く、重い
□食欲が不安定	□勢いのある食欲	□お腹があまり空かない
□甘いものが急にほしい	□すっぱいものがきらい	□昼食後に眠くなる
□活動が発作的	□つねに時間が気になる	□こだわりが強くつづく

3 夜……

ヴァータ	ピッタ	カパ
□つい夜ふかしをする □寝つきが悪い	□夜間、空腹感が強い □刺激的な快楽がほしい	□怠惰《たいだ》な感じ □過眠の傾向

4 各種の病気や症状

ヴァータ	ピッタ	カパ
□こころが緊張しやすい □寝つきが悪い、眠りが浅い □便が硬く、出づらい □乾燥肌 □のどが、かすれやすい □関節がポキポキ鳴る	□ほてることがある □目が充血しやすい □便が軟らかい、下痢《げり》しやすい □からだが痒《かゆ》くなりやすい □すっぱい胃液が上がる □頭髪が薄くなってきた	□頭が重い、鈍《にぶ》く痛む □花粉症、目がかゆい □便が重く、出づらい □肌が冷たく湿っている □鼻がつまりやすい □腰が重い、だるい、鈍く痛む

集計

ヴァータ	ピッタ	カパ
←　個	←　個	←　個

ヴィクリティ・チェックの診断結果

このチェック診断は、各ドーシャが乱れたときに生じやすい不調、症状をあげ、あなたがどのドーシャをもっとも乱しているかを確かめるものです。

集計の結果、「ヴァータ」「ピッタ」「カパ」のうち、いちばん個数が多かったドーシャの解説をお読みください。

ヴァータの乱れがいちばん多いタイプ

現在は過剰なヴァータの影響で、こころとからだに落ちつきのなさ、不安定さが増して、いくらか消耗が見られるかもしれません。

ヴァータが乱れると、興奮したかと思うと落ちこむなど、気分の変調が激しくなったり、不安や心配が強くなっていきます。また、冷えや乾燥も強まり、食欲、消化力、排泄、睡眠、生理などが不安定になってしまいます。痛みや麻《ま》痺《ひ》に関連した症状が出ることもあります。

しかし、過剰なヴァータは、「重さと安定の質」を自分にとり入れるケアをおこなうことで、中和していくことができます。

ヴァータを適切に整えれば、落ちつきのなさや不安定さは、軽快さという長所として発揮されます。

するとあなた自身に、無邪気さ、豊かな好奇心、機知や機転、社交性、活発な行動力があらわれるようになります。

▼ヴァータを整える生活習慣

①起床《きしょう》、就寝、排泄、食事の時間をはじめ、規則的な生活を送りましょう
②冷えるとすぐ不調になるので、からだをつねに温《あたた》かく保つよう意識しましょう
③騒音や過剰な音の刺激を避け、静かな環境で過ごしましょう
④過度な疲労を避けましょう
⑤こまめに休息をとりましょう
⑥過度な外出を避けましょう
⑦陽光、照明、家具や壁紙の色に気を配《くば》り、部

屋全体を明るくしましょう
⑧花を生けるなどして、部屋を甘い香りにしましょう
⑨長時間の空腹を避けましょう
⑩都会的な刺激を避け、自然の音や空気に触れましょう
⑪新鮮できれいな空気を吸いましょう
⑫過度な不安や心配、または恐怖などを避けましょう
⑬一日に一度はリラックスできる時間をとりましょう
⑭朝陽や夕陽をながめましょう

ピッタの乱れがいちばん多いタイプ

現在は過剰なピッタの影響で、こころとからだに激しい「熱さと鋭さの質」が増し、人によってはイライラしがちな傾向、熱中しすぎる傾向に悩まされているかもしれません。

ピッタが乱れると、不満足感や虚《むな》しさ、焦燥《しょうそう》感《かん》が生じたり、怒りや批判的、攻撃的な気持ちが強くなっていき、刺激的な快楽を求めるようになることがあります。また、下痢《げり》の傾向や、熱性、炎症性の症状があらわれることもあります。

ただし、過剰なピッタは、「冷たさ」と「安定」の質を自分にとり入れるケアをおこなうことで、中和していくことができます。

ピッタを適切に整えると、熱さや鋭さの質は、活力や情熱、明晰《めいせき》さという長所として発揮されます。するとあなた自身に、シャープな知力、勇敢《ゆうかん》さ、集中力、勤勉さ、チャレンジ精神、エネルギッシュな行動力があらわれるようになります。

▼ピッタを整える生活習慣

①過度な日光浴、運動、入浴などで、からだを熱くしすぎないようにしましょう
②美しい自然（とくに川や湖、海）に多く触れましょう
③過度な労働や無理をすることを避けましょう
④過度な怒りを避けましょう

⑤過度な興奮を引きおこす刺激に触れないようにしましょう
⑥過食をしないようにしましょう
⑦長時間の空腹を避けましょう
⑧新鮮できれいな空気を吸いましょう
⑨一日に一度はリラックスできる時間をとりましょう
⑩目の使いすぎを避け、疲労しないようにしましょう
⑪綿密性、正確性、律儀《りちぎ》さにこだわりすぎないようにしましょう
⑫無益な討論や議論を避けましょう
⑬ほしいものや望む状況を我慢しつづけないようにしましょう
⑭朝陽や夕陽をながめましょう

カパの乱れがいちばん多いタイプ

現在は過剰なカパの影響で、こころとからだに「重さと安定の質」が増えて、さまざまな機能の鈍《にぶ》さを実感しているかもしれません。

カパが乱れると、重く暗い気分になり、思考や行動が鈍くなっていきます。自分を過小評価して内向的になり、ひとつの考えに頑固にこだわったり、ものに執着《しゅうちゃく》する傾向も出てきます。また、冷えや眠気、消化不良、肥満傾向があらわれ、アレルギーなど粘液《ねんえき》に関連した症状が出ることもあります。

ただし、過剰なカパは、「動き」と「軽さ」の質を自分にとり入れるケアをおこなうことで、中和していくことができます。

カパを適切に整えれば、「重さと安定の質」は、あなた自身に、落ちつき、愛情に満ちたおだやかさ、寛大な包容力、思慮深さ、辛抱強さ、堅実さ、持久力などの形であらわれるようになります。

▼カパを整える生活習慣
①規則的に運動をしましょう
②早起きと朝のシャワーを習慣づけましょう
③洗髪後、髪はできるだけ早く乾かしましょう
④日中ゴロゴロせず、からだを動かしましょう

⑤からだを温かく保ちましょう
⑥生活に変化をつけ、マンネリ化しないように気をつけましょう
⑦気分を変えるために、新しいことにチャレンジしましょう
⑧過度にものを溜めこまないように気をつけましょう
⑨体重を増やさないようにしましょう
⑩親しい友人にやさしくしてもらいましょう
⑪孤独にならないようにしましょう
⑫過食をしないよう、とくに気をつけましょう
⑬昼寝をしないよう、とくに気をつけましょう
⑭間食をしないよう、とくに気をつけましょう
⑮一日に一度はリラックスできる時間をとりましょう

著者および関係先一覧

●マハリシ・アーユルヴェーダの診療を受けたい方へ
医療法人社団邦友理至会　マハリシ南青山プライムクリニック
〒107-0062 東京都港区南青山1-15-2　TEL 03-5414-7555
9:30 ～ 12:00、13:30 ～ 17:00（自由診療、完全予約制）
（院長　蓮村誠）　http://www.hoyurishikai.com/

●マハリシ・アーユルヴェーダ関連商品のお問い合わせ
マハリシ・グローバル・トレーディング・ワールド・ピース株式会社
〒325-0116 栃木県那須塩原市木綿畑2263-3
TEL 0287-68-7155　FAX 0287-68-7112
http://m-veda.jp　E-mail　info@m-veda.jp

●マハリシ・アーユルヴェーダの瞑想（ＴＭ＝超越瞑想）を習いたい方へ
一般社団法人マハリシ総合教育研究所本部事務局
〒325-0116 栃木県那須塩原市木綿畑2263-3
TEL 0287-68-1103　FAX 0287-68-1099
http://www.maharishi.co.jp/

●マハリシ・アーユルヴェーダ普及団体
特定非営利活動法人ヴェーダ平和協会
〒107-0062 東京都港区南青山1-15-2　南青山STUDIO FLAT 401号
TEL 03-5414-8282

著者略歴
一九六一年、神奈川県に生まれる。東京慈恵会医科大学を卒業。医学博士。同大学病理学教室および神経病理研究室勤務の後、一九九二年、オランダマハリシ・ヴェーダ大学、マハリシ・アーユルヴェーダ医師養成コースに参加。マハリシ・アーユルヴェーダ認定医。現在、診療にあたる一方で、マハリシ・アーユルヴェーダ医療の普及に努める。医療法人社団邦友理至会理事長。マハリシ南青山プライムクリニック院長。NPOヴェーダ平和協会理事長。
著書には『アーユルヴェーダセルフマッサージ』（河出書房新社）、『毒を出す食 ためる食』『白湯 毒出し健康法』（以上、PHP文庫）、『40歳からの心身毒出し法』（静山社文庫）などがある。

「思《おも》いこみ」という毒《どく》が出《で》る本《ほん》
——不安《ふあん》や怒《いか》りが消《き》える処方箋《しょほうせん》

二〇一三年八月六日　第一刷発行

著者　蓮村《はすむら》　誠《まこと》
発行者　古屋信吾
発行所　株式会社さくら舎　http://www.sakurasha.com
東京都千代田区富士見一-二-一一　〒一〇二-〇〇七一
電話　営業　〇三-五二一一-六五三三　FAX　〇三-五二一一-六四八一
編集　〇三-五二一一-六四八〇
振替　〇〇一九〇-八-四〇二〇六〇

装丁　石間　淳
写真　高山浩数
本文組版　朝日メディアインターナショナル株式会社
印刷　慶昌堂印刷株式会社
製本　大口製本印刷株式会社

ISBN978-4-906732-48-7